Warum zittern Sie denn so?

Von Gabi Wittland

D1669014

Warum zittern Sie denn so?

Der Essentielle Tremor
Eine neurologische Bewegungsstörung

Von Gabi Wittland

– Patientenratgeber &
Arbeitsbuch zur Vorbereitung
auf Ihren Arztbesuch –

Verlag Gabi Wittland

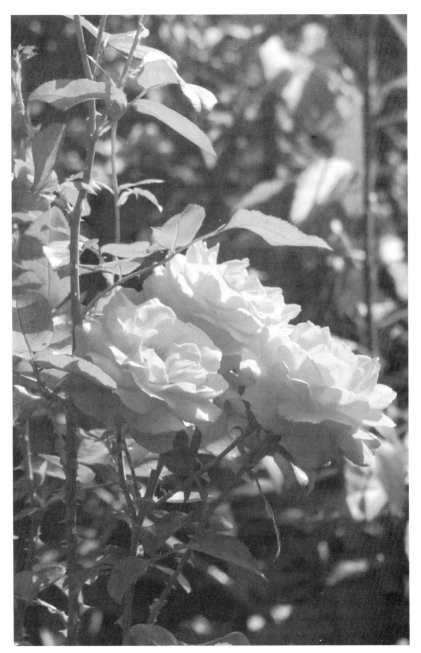

Foto: © Henrik Wittland 2003

Danksagung

Mein Dank gilt meinem Mann Henrik, der mein Projekt, diesen Ratgeber zu schreiben, mit ganzem Herzen unterstützt hat!
Sowohl für die Hilfe bei der Layoutgestaltung des Buches, als auch für seinen kritischen Blick auf das Geschriebene und die stets konstruktive Kritik, wenn ich mich mal wieder in endlosen Wiederholungen der wichtigen Anliegen verloren habe, möchte ich mich für seinen unermüdlichen Einsatz bedanken.
Nicht zuletzt möchte ich ihm danken, weil er mich so nimmt, wie ich bin – was sicher nicht immer ganz einfach ist. Er hat viele Höhen und Tiefen meiner Tremor-"Karriere" miterlebt und mich darin unterstützt, zu neuem Selbstbewusstsein zu gelangen.

Großer Dank gilt auch Herrn Prof. Dr. Moringlane, der mir 1995 durch die Operation mit der Thalamusstimulation geholfen hat, als ich mich schon fast aufgegeben hatte.
Er hat mir ein ganz neues Leben geschenkt, wofür ich ihm ewig dankbar sein werde!

Desweiteren danke ich den vielen Mitbetroffenen, die mir durch Gespräche aber auch ihren Erfahrungsberichten und den vielen Diskussionen im TremorOrg-WebForum Anregungen für dieses Buch gegeben haben.

Auch all den Ärzten aus den Praxen und den Spezialambulanzen, möchte ich für Ihre Kommunikationsbereitschaft herzlich danken.

Verfasserin: Gabi Wittland
Umschlaggestaltung: Gabi & Henrik Wittland
Fotos von:
Henrik Wittland © 2003
Gabi Wittland © 2002-2003

Verlag Gabi Wittland
© Gabi Wittland, In der Hucht 9, 32257 Bünde, 2003
Alle Rechte vorbehalten.
1. Auflage

Allein zur Vereinfachung der Schreibweise wurde die jeweils männliche grammatikakische Form für Patienten, Betroffene und Ärzte gewählt. Selbstverständlich sind in diesen Fällen immer Frauen und Männer gemeint!

Zitaten wurden jeweils am Ende des Zitats hochgestellte, fortlaufende Nummern vergeben. Im Kapitel „Verweise" sind die jeweils zitierten Quellen und Verfasser genannt.

Wichtiger Hinweis!

Die Verfasserin ist keine Medizinerin!

Die Informationen zu Krankheiten, Medikamenten und Therapien in diesem Buch dienen lediglich dem groben Überblick. Die Ratschläge für Betroffene gibt die Verfasserin nach bestem Wissen und Gewissen.

Die Informationen können nur dem aktuellen Wissensstand der Verfasserin entsprechen. Statistische Angaben sind jedoch sorgfältig in der einschlägigen wissenschaftlichen Literatur recherchiert worden. Angaben zur Therapie bezüglich der Medikamentenwirkstoffe und der Dosierungsangaben wurden großteils den aktuellen Leitlinien für Diagnostik und Therapie in der Neurologie entnommen und sind auch als solche gekennzeichnet. Die Medizin ist ständig neuen Erkenntnissen unterworfen. Jeder Leser dieses Buches ist dazu angehalten, sich im Einzelfall selbst bei seinem behandelnden Arzt nach dem aktuellen Stand der Medizin zur Diagnostik und Therapie zu erkundigen. Des Weiteren sind menschliche Irrtümer, aber auch Druckfehler nie auszuschließen.

Die Informationen aus diesem Ratgeber dürfen auf keinen Fall als Ersatz für eine professionelle Beratung oder Behandlung durch Ihren Arzt angesehen werden. Die Informationen dürfen nicht genutzt werden, um Eigendiagnostik oder -behandlung zu betreiben. Bitte wenden Sie sich unbedingt an Ihren Arzt, um die Ursache für Ihren Tremor herauszufinden und Ihre individuelle Therapie mit ihm zu besprechen.

Die Verfasserin übernimmt keinerlei Haftung oder Gewähr für die Informationen aus diesem Ratgeber!

Mit diesem Buch wird auch das Anliegen verfolgt, dass sowohl der Essentielle Tremor (ET) als auch der Orthostatische Tremor (OT) ebenso als Krankheit anerkannt werden, wie beispielsweise die Multiple Sklerose (MS).

In der wissenschaftlichen Literatur wird im Gegensatz zur „Multiplen Sklerose" beim ET immer noch die Schreibweise „essentieller Tremor" und beim OT die Schreibweise „orthostatischer Tremor" verwand.

Deshalb wurde in diesem Buch ganz bewusst anhand der Schreibweise als Eigennamen „Essentieller Tremor" und „Orthostatischer Tremor" auf das Anliegen aller ET- und OT-Erkrankten hingewiesen, ihren Erkrankungen mehr Bedeutung beizumessen.

Inhalt

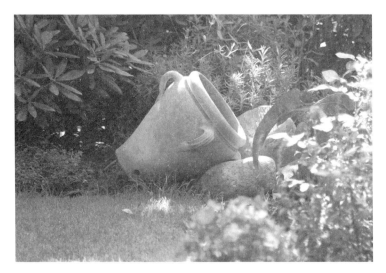

Foto: © Henrik Wittland 2003

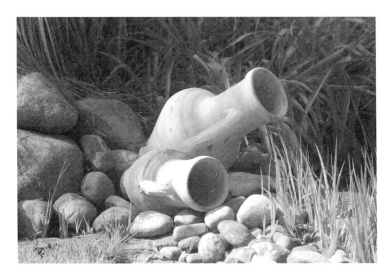

Foto: © Henrik Wittland 2003

Vorwort

Dieses Buch soll den Menschen, die unter einem Essentiellen Tremors (ET) leiden, als Informationsquelle zu ihrer Krankheit dienen. Aber auch Betroffene anderer Erkrankungen, die mit einem Tremor als einem von mehreren Symptomen leben müssen, können – vor allem von den Ratschlägen zum Umgang mit einem Tremor – profitieren.

Die Ausführungen in diesem Ratgeber sollten als das verstanden und akzeptiert werden, was sie sind – Informationen, Erfahrungswiedergabe und Ratschläge von einer Betroffenen für andere Betroffene – nicht mehr, aber auch nicht weniger.

Nachdem ich selbst viele Jahre mit der Suche nach weiteren Betroffenen und Informationen zum Essentiellen Tremor verbracht habe, veröffentlichte ich Anfang des Jahres 2000 die erste deutschsprachige Patienteninformationsseite (http://www.tremor.org) über den Essentiellen Tremor im Internet. Seither fanden in dem dort integriertem Forum viele weitere Betroffene Kontakt zueinander, was belegt, wie wichtig eine deutschsprachige Informationsquelle zum Essentiellen Tremor ist. Der Erfahrungsaustausch untereinander und das Wissen um die vielen weiteren Tremor-Erkrankten hilft den Betroffenen bei der Verarbeitung ihrer Krankheit.

Es hat auch mir persönlich sehr geholfen, nach den vielen Jahren, in denen ich dachte, ich wäre der einzige Mensch auf dieser Welt, der unter so einem Zittern leidet, endlich Kontakt zu Leuten bekommen zu haben, die auch unter dem Essentiellen Tremor leiden und deshalb wissen, wie ich mich fühle.

In der Telefon-Hotline, die ich immer Donnerstag vormittags abhalte, fragen viele ET-Betroffene, die keinen Internetzugang besitzen, nach Informationsmaterial. Da keine einschlägige Patientenliteratur zur Verfügung steht, beschloss ich, diesen Ratgeber zu schreiben. Damit soll nun auch diesen Tremor-Betroffenen die Aufklärung zukommen, die ihnen zusteht.

Dieser Ratgeber kann und darf jedoch einen Arztbesuch niemals ersetzen! Die Ausführungen haben keinen Anspruch auf Korrektheit, zum einen, weil ich auch „nur" eine Betroffene und keine Medizinerin bin und zum anderen, weil die Ursache des Essentiellen Tremors noch ungeklärt ist und sich damit vielleicht irgendwann einmal die hier getroffenen Aussagen als nicht korrekt erweisen.

Vielleicht hat Ihr Arzt Ihnen gesagt, dass Sie einen Essentiellen Tremor haben oder Sie zittern, wissen aber nicht, was das bedeuten kann und möchten sich schon vor Ihrem Arztbesuch informieren?

Oder vielleicht kennen Sie jemanden, der unter einem Essentiellen Tremor leidet und möchten sich gerne genauer darüber informieren?

Oder sind Sie Arzt und möchten mehr darüber erfahren, wie ET-Patienten sich fühlen und wie sie ihren Alltag mit dem Tremor bewältigen?

Ich würde mich freuen, wenn ich Ihnen hiermit die gewünschten Informationen beschaffen kann.

Vor diesem Hintergrund hoffe ich, all den Informationssuchenden hiermit einen so guten Dienst zu erweisen, wie er eben von einer Mitbetroffenen zum jetzigen Zeitpunkt kommen kann.

Bünde, im Juni 2003

Gabi Wittland

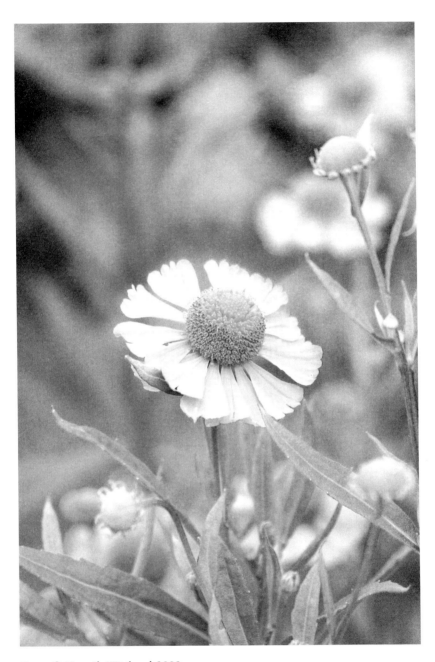

Foto: © Henrik Wittland 2003

Einleitung

In diesem Ratgeber geht es rund um das Thema „Zittern" – ganz spezifisch um das Zittern, das mit der Diagnose „Essentieller Tremor (ET)" einhergeht.

Denn Zittern ist nicht gleich Parkinson!

Wesentlich häufiger, als die Parkinson-Krankheit ist der Essentielle Tremor, der eine neurologische Bewegungsstörung darstellt, und bei dem – außer dem Tremor – keine weiteren Störungen oder Symptome auftreten.

Die Häufigkeit des Essentiellen Tremors wird auf mindestens 400 pro 100.000 Menschen geschätzt – zirka vierfach höher, als die Häufigkeit der Parkinson-Krankheit. Dennoch ist der Informationsstand über den Essentiellen Tremor in der Bevölkerung wesentlich geringer und es herrscht allgemein das Missverständnis, dass „alles, was zittert, Parkinson ist".

Die möglichen, zum Teil erheblichen, Ausprägung und den daraus resultierenden motorischen Behinderungen des Essentiellen Tremors sind auch heute noch vielen Ärzten nicht bekannt.

Personen, die am Essentiellen Tremor erkrankt sind, wird von anderen oft mit Unverständnis begegnet - das „Zittern" wird für Schwäche, Aufregung oder Unsicherheit gehalten und manchmal sogar für die Folge einer Suchterkrankung.

„Kein Grund zur Hektik, wir haben Zeit…" oder „Du brauchst doch nicht so nervös zu sein…" sind Sätze, die ET-Betroffene tagtäglich zu hören bekommen.

Dabei besteht gar nicht zwangsläufig Hektik, nur weil ein am Essentiellen Tremor Erkrankter beim Schreiben vielleicht den Stift nicht mit ruhiger Hand aufs Blatt bekommt. Der Essentielle Tremor kann von seiner Grundausprägung schon so stark sein, dass der Betroffene auch in Ruhe in häuslicher Umgebung nicht schreiben kann. Der ET kann die alltäglichen motorischen Fähigkeiten erheblich behindern. Es kann für Tremor-Erkankte schwierig bis unmöglich sein, auf dem Amt oder bei der Bank ein Formular auszufüllen. Auch Restaurantbesuche können für die Betroffenen zum Alptraum werden, wenn sie weder ein Glas anheben noch eine Gabel zum Mund führen können, weil Ihre Motorik nicht mitspielt.

Zudem verstärkt sich der Essentielle Tremor tatsächlich erheblich bei jeglicher Art von Stress - sei es positiver oder negativer! Sobald die stressige Situation dann entlastet wird, kehrt auch der Tremor wieder zu seiner individuellen Grundausprägung zurück.

So ergeht es den ET-Betroffenen tagtäglich. Sie haben keine weiteren gesundheitlichen Probleme, bis auf den Tremor. Da sie den Tremor aber nicht „verstecken" können, werden sie unsicher, der Tremor frustriert sie und ist ihnen peinlich.

Erwartungen

Was dieser Ratgeber kann

In der wissenschaftlichen Literatur findet man den Essentiellen Tremor mit Hinweisen zur Diagnostik und Therapie beschrieben. Diese Werke sind jedoch nicht patientengerecht verfasst und zum Großteil auch in der englischen Sprache geschrieben.

Dieser Ratgeber soll Abhilfe schaffen und Ihnen die Möglichkeit bieten, sich über Ihre Krankheit zu informieren. Er kann Ihnen als eine Hilfe zur Selbsthilfe dienen und bei Ihren Mitmenschen Verständnis für die Probleme der ET-Betroffenen wecken.

Was dieser Ratgeber nicht kann

Dieser Ratgeber kann und darf jedoch auf keinen Fall Ihren Arztbesuch ersetzen! Eigendiagnostik oder gar Eigentherapie – in Bezug auf Medikamentenversuche – können gefährlich sein.

Die im Kapitel „Behandlung" aufgeführten Therapiemethoden sollen Sie lediglich über Behandlungsmöglichkeiten in Kenntnis setzen. Ihre individuelle Behandlung ist jedoch immer mit Ihrem behandelnden Arzt abzusprechen.

Bitte wenden Sie sich zur Diagnostik und Behandlung Ihres Tremors unbedingt an die Ärztin oder den Arzt Ihres Vertrauens!

Tremorarten

Einleitung

„Zittern" wird durch unwillkürliche, rhythmische Muskel-kontraktionen verursacht. Der medizinische Fachausdruck hierfür lautet „Tremor" und kommt aus dem Lateinischen.

Es gibt verschiedene Arten des Tremors, die Begleitsympto-me unterschiedlicher Krankheiten sein können.

Die verschiedenen Tremores unterscheiden sich beispiels-weise in den Frequenzen, d.h. in der Zahl der Schleifen oder der Wiederholungen des Tremors innerhalb einer festgeleg-ten Zeiteinheit, wie z.B. der Zahl der Schleifen pro Sekunde (Hertz oder Hz).

Sie unterscheiden sich auch in den Bedingungen, unter denen der Tremor aktiviert wird, z.B. in Ruhe, in Aktion, beim Halten, bei un- oder zielgerichteten Bewegungen.

Die topografische Verteilung des Tremors – d.h. welche Körperregionen sind vom Tremor betroffen – ist ein weiteres Unterscheidungsmerkmal.

Ganz individuell hat jeder Tremor-Betroffene auch noch eine unterschiedliche Amplitude, hiermit ist die Intensität des Tremors gemeint – wie weit „schlägt" der Tremor aus?

Aber nicht jedes Zittern ist krankhaft. Der physiologische Tremor beispielsweise ist beteiligt an jeder Muskelbewegung eines gesunden Menschen.

Vorrangig geht es in diesem Ratgeber um den Essentiellen Tremor, der eine krankhafte Tremorform darstellt. Weitere Tremorsymptome werden kurz erläutert, um Unterschiede aber auch Gemeinsamkeiten zu verdeutlichen.

Aber zuerst einmal lesen Sie, welche Arten des Zitterns es überhaupt gibt, bevor Sie im weiteren Verlauf lesen, welche Tremorarten den verschiedenen Krankheiten zugeordnet werden.

Aktionstremor

Es gibt verschiedene Formen des Aktionstremors, die bei unterschiedlichen Bewegungen auftreten können. Im Folgenden werden der Halte-, der Bewegungs-, der Intentions- und der isometische Tremor beschrieben:

Haltetremor:
Der Haltetremor tritt bei den betroffenen Personen beim Halteversuch z.B. betroffener Arme oder Beine gegen die Schwerkraft auf.
Er kann sehr gut demonstriert werden, wenn der Betroffene beispielsweise seine Arme und Hände nach vorn, vom Körper weg, ausstreckt und diese Haltung beibehält. Der Tremor ist dann deutlich sichtbar.
Dieser Tremor behindert beispielsweise das Halten einer gefüllten Tasse.

Bewegungstremor:

Bei den vom Bewegungstremor betroffenen Personen tritt der Tremor bei jeder Bewegung des betroffenen Körperteils auf.
Er kann sehr gut demonstriert werden, indem der Betroffene beispielsweise die Hände abwechselnd zur Faust schließt und öffnet.

Intentionstremor:

Den Intentionstremor erkennt man bei den betroffenen Personen an einer deutlichen Tremorzunahme bei Annäherung an ein Ziel.
Er kann gut durch den Finger-Nase-Versuch demonstriert werden. Der Tremor nimmt, je näher mit dem Finger das Ziel – in diesem Beispiel die Nase – erreicht wird, deutlich zu.

Isometrischer Tremor:

Bei den vom isometrischen Tremor betroffenen Personen tritt der Tremor beim Heben eines schweren Gegenstandes auf.

Ruhetremor

Der Ruhetremor tritt bei den betroffenen Personen in dem Moment auf, wenn mit den betroffenen Körperregionen (z.B. der Hände/Arme) keine Aktivität ausgeführt wird. D.h. er wird sichtbar, wenn die Extremität nicht bewegt wird – z.B. bei im Stehen herabhängenden Armen oder bei entspannt auf einer Unterlage ruhenden Armen mit herabhängenden Händen. Der Ruhetremor geht üblicherweise bei Bewegungsbeginn der betroffenen Extremität zurück.

Tremorsymptome

Wie eingangs erwähnt, ist nicht jedes Zittern krankhaft.

Die verschiedenen Tremorarten kommen jedoch auch als Symptom unterschiedlicher Krankheiten vor. Allein aufgrund der Tatsache, dass eine Person beispielsweise einen Haltetremor hat, kann nicht darauf geschlossen werden, dass diese Person unter einem Essentiellen Tremor leidet.

Zur Diagnosestellung sind zum Tremor zusätzlich vorhandene Symptome des Patienten und evtl. weitere nachweisbare Befunde wichtige Anhaltspunkte für den untersuchenden Arzt. Des Weiteren geben die Frequenz des Tremors und auch die Bedingungen, unter denen der Tremor aktiviert wird, wichtige Hinweise auf die Ursache des Tremors.

Weil ein Tremor oft schwierig zu diagnostizieren ist, bedarf es häufig der Hilfe eines Spezialisten für Bewegungsstörungen, um den Tremor eines Patienten exakt einer Krankheit zuzuordnen.

Im Folgenden seien hier einige Tremorvorkommen genannt, es gibt jedoch etliche mehr.

Der physiologische Tremor

Den physiologischen Tremor hat jeder Mensch – er ist ein normaler Lebensvorgang. Damit handelt es sich beim physiologischen Tremor um den häufigsten und bekanntesten Tremor überhaupt.

Jeder Gesunde hat schon ein leichtes Handzittern (Hand-tremor) gehabt, als er extremen Schmerz erlitt, gefroren hat, Angst hatte oder sich in einer besonders stressigen Situation befand.

Das ist ganz einfach ein physiologischer Tremor, der eine natürliche Reaktion auf extreme Gefühle ist oder durch Reiz-stoffe (wie zu viel Koffein) verursacht wird.

Solch ein Tremor muss nicht medikamentös behandelt werden, weil er wieder verschwindet, sobald die Situation sich entspannt hat.

Ferner spielt der physiologische Tremor sogar eine wich-tige Rolle bei den Bewegungen. Es wird vermutet, dass der physiologische Tremor des Gesunden eine Voraussetzung für rasche muskuläre Aktivitäten, wie z.B. den Willkürbewe-gungen, ist. Damit würde der physiologische Tremor – im Gegensatz zu den krankhaften Tremorformen – sogar einen Bewegungsvorteil bedeuten.[1]

Mit „physiologischer Tremor" ist also ein ganz normaler Lebensvorgang gemeint.

Der verstärkte physiologische Tremor

Der verstärkte physiologische Tremor kann bei den von ihm betroffenen Personen unterschiedliche Ursachen haben, die einmal erkannt, meist gut behandelt werden können. Damit besteht Aussicht auf Minderung oder Beseitigung des verstärkten physiologischen Tremors. Jedoch kann nicht im-mer die Ursache für den verstärkten physiologischen Tremor herausgefunden werden.

Bei diesem Tremor handelt es sich um einen Haltetremor, dessen Tremor-Frequenz hoch ist. Beim verstärkten physiologischen Tremor können bei weiteren Untersuchungen des Betroffenen keine Hinweise auf eine neurologische Erkrankung gefunden werden, die womöglich einen Tremor als Begleitsymptom haben kann.

Personen, die beispielsweise an einer noch nicht behandelten Überfunktion der Schilddrüse leiden, haben oftmals solch einen verstärkten physiologischen Tremor. Nach Behandlung der Schilddrüsenüberfunktion geht dann meist auch der Tremor zurück.

Des Weiteren können eine ganze Reihe von Medikamenten einen solchen verstärkten physiologischen Tremor als Nebenwirkung verursachen, womit wir nun zum medikamenten-induzierten Tremor kommen.

Der medikamenten- und toxininduzierte Tremor

Auch manche Medikamente haben die Eigenschaft, als Nebenwirkung einen Tremor zu verursachen. Ebenso kann es nach einer Vergiftung (Intoxikation) durch bestimmte Stoffe zu einem Tremor kommen.

Die Art und Stärke eines solchen Tremors ist hierbei meist abhängig von dem eingenommenen Medikament und auch von der Veranlagung des Betroffenen.

Häufig handelt es sich dabei dann um einen verstärkten physiologischen Tremor.

Chronischer Alkoholismus stellt auch eine Vergiftung (Intoxikation) des Körpers dar, bei der sehr wahrscheinlich bestimmte Hinzellen geschädigt werden. Das führt im Gegensatz zum verstärkten physiologischen Tremor oft zu einem typischen Intentionstremor (siehe Kapitel „Tremorarten"),

Der Essentielle Tremor (ET)

Einfürung

Der Essentielle Tremor (ET) ist gegenüber dem physiologischen Tremor eine spezifische neurologische Bewegungsstörung noch ungeklärter Ursache.

Es handelt sich beim Essentiellen Tremor um einen chronischen und normalerweise fortschreitenden (progredienten) Zustand – von einer Heilung oder einem Verschwinden des Essentiellen Tremors wurde bisher nicht berichtet.

Beim Essentiellen Tremor produzieren Muskelkontraktionen (-spannungen) unfreiwillige und unkontrollierbare, rhythmische Bewegungen eines Körperteils (z. B. der Hände, des Kopfes, der Stimme, dem Gesicht, der Beine und dem Rumpf).

„Die unterschiedlichen Körperregionen sind verschieden häufig betroffen: Hände 94%, Kopf 33%, Stimme 16%, Gesicht 3%, Beine 12% und Rumpf 3 %. Manchmal bleibt der Tremor auf eine Region begrenzt, z.B. als isolierter Kopf- oder

Stimmtremor. 50-70% der Patienten stellen eine Reduktion der Tremorstärke nach Alkoholeinnahme fest." [2]

Der Essentielle Tremor kann isoliert (z.B. nur in den Händen) oder in Kombination (z.B. in den Händen und in den Beinen) auftreten.

Wie bereits zitiert, tritt am häufigsten der Handtremor auf. Er ist normalerweise in beiden Händen vorhanden (bilateral). Bei ungefähr 10% bis 15% der Betroffenen wird der Tremor zuerst nur in der dominierenden Hand beobachtet.

Manche Betroffene leiden an einem zusätzlichen oder isolierten Kopftremor, jedoch zeigt sich der Essentielle Kopftremor nicht in Zusammenhang mit einer anormalen Kopfhaltung (hierzu siehe Kapitel „Der Tremor bei Dystonie").

Die Frequenz des Essentiellen Tremors liegt zwischen 4 und 12 Hz. Der Tremor kann am besten gezeigt werden, indem der Betroffene eine örtlich festgelegte Position gegen die Schwerkraft einnimmt, wie z.B. beim Ausstrecken der Arme/Hände – der Tremor ist dann deutlich sichtbar.

Wie im Kapitel „Tremorarten" beschrieben, nennt man diese Art des Tremors Haltetremor. Der Haltetremor ist ein klassischer Hauptbestandteil des Essentiellen Tremors.

Bei einigen ET-Patienten kann sich der Tremor bei einer zielgerichteten Bewegung verschlimmern. Dieser Bestandteil des Essentiellen Tremors wird Intentionstremor genannt (siehe auch Kapitel „Tremorarten").

Jede vom Essentiellen Tremor betroffene Person hat eine ganz individuelle Grundausprägung und Stärke des Tremors.

Unter Stress – sei es positiver oder negativer – verschlimmert sich der Tremor erheblich, was für die Betroffenen eine enorme Belastung darstellt. Sobald die stressige Situation nachlässt, kehrt auch der Tremor zu seiner sonstigen Grundausprägung und Stärke zurück.

Der Essentielle Tremor "verschwindet", wenn der Patient die betroffenen Gliedmaßen nicht mehr beansprucht, ist jedoch bei Aktivitätenbeginn sofort wieder vorhanden.

Im Gegensatz dazu steht der Ruhetremor, der klassischerweise bei der Parkinson-Krankheit auftritt und sich bei Bewegungsbeginn verringert, jedoch in der Ruhephase, wenn keine Bewegung ausgeführt wird, wieder vorhanden ist.

Wie oben bereits erläutert erfahren die einzelnen ET-Betroffenen einen ganz unterschiedlichen Grad der Funktionsunfähigkeit durch den Tremor und des daraus resultierenden Handikaps. Je nach der individuellen Grundausprägung und Stärke des Tremors, kann der Essentielle Tremor die Fähigkeit eines vom ET betroffenen Menschen erheblich behindern, einen normalen Lebensstil zu führen.

Der Essentielle Tremor behindert die Aktivitäten des täglichen Lebens und nimmt den Betroffenen die Fähigkeit, bestimmte motorische Arbeiten oder Aufgaben durchzuführen.

Die Betroffenen haben oft Schwierigkeiten, die täglichen Aufgaben durchzuführen, die eine feine Bewegungssteuerung erfordern – ihre Feinmotorik ist eingeschränkt.

Das Halten von Gegenständen, wie z.B. einem Glas Wasser und das Durchführen von feineren Arbeiten, wie z.B. dem

Schreiben, Essen, Trinken, Rasieren oder Zuknöpfen eines Hemdes, kann schwierig bis sogar unmöglich sein.

Dadurch ist bei vielen ET-Betroffenen der Tagesablauf vom Tremor geprägt – der Tremor begleitet sie von früh bis spät

Früher bezeichneten die Mediziner den Essentiellen Tremor häufig als "gutartig", weil der ET nicht die Lebenserwartung der Patienten verringert. Mittlerweile hat sich jedoch gezeigt, dass dieser Tremor bei vielen Patienten zu einer erheblichen Beeinträchtigung führt, wodurch der Tremor mit der Bezeichnung „gutartig" oder „benigne" heruntergespielt wird.

Bis zu 25% der Betroffenen müssen tremorbedingt ihren Beruf wechseln oder sich berenten lassen.[3]
Etwa 50% haben eine deutlich funktionelle Beeinträchtigung.[4]

Da es in diesem Ratgeber vorrangig um den Essentiellen Tremor geht, ist den weiteren Einzelheiten zum ET, wie z.B. dem Beginn, dem Verlauf, der Ursache & Genetik, der Diagnosestellung und weiteren ET-spezifischen Themen nach diesem Kapitel „Tremorsymptome" ein eigenes Kapitel „Der Essentielle Tremor" gewidmet.

Der Orthostatische Tremor (OT)

Der Orthostatische Tremor (OT) ist ein essentielles Tremorsyndrom, das sich jedoch vom klassischen Essentiellen Tremor (ET) unterscheidet. Dennoch ähneln sich viele Probleme der OT-Betroffenen und auch teilweise die Behandlungsmöglichkeiten des Orthostatischen Tremors mit denen des Essentiellen Tremors.

Auch die Ursache des Orthostatischen Tremors ist noch weitgehend unbekannt. Jedoch wird sie im Hirnstamm vermutet.[5]

Der Orthostatische Tremor tritt bei den betroffenen Personen als Standunsicherheit auf, in seltenen Fällen kommt es auch zu einer Gangunsicherheit. Im Sitzen und Liegen haben die Betroffenen meist keine Probleme.

Die Standunsicherheit kann jedoch so weit führen, dass die Betroffenen hinstürzen. Einmal in Gang gekommen, eskaliert der Orthostatische Tremor dermaßen, dass das Zittern auf den ganzen Körper übergehen kann.

Deshalb entwickeln die Betroffenen Vermeidungsstrategien, gehen umher oder visieren einen freien Sitzplatz in Wartezonen an. Am Flughafenschalter oder im Supermarkt in der Schlange anstehen, wird zum Alptraum.

Die häusliche Umgebung richten sich am Orthostatischen Tremor Erkrankte meist so ein, dass sie möglichst nirgends lange auf der Stelle stehen müssen. Duschen, Waschen, Zähneputzen, Haus- und Gartenarbeiten werden fast immer im Sitzen durchgeführt.

Der Gang durchs Treppenhaus oder durch die Nachbarschaft wird zum Marathon, denn Stehenbleiben und ein Pläuschchen mit dem Nachbarn halten, ist unmöglich. Beim Spaziergang führt die rote Fußgängerampel dazu, dass die Betroffenen umhergehen, um nicht auf der Stelle stehen bleiben zu müssen.

Schließlich wirken vom orthostatischen Tremor Betroffene fast immer, als wären sie vor irgend etwas auf der Flucht, da man sie selten irgendwo stehen sieht.

Bei der EMG-Messung (Elektromyographie = Registrierung der Aktionsströme der Muskeln) der Beine ergeben sich hohe Frequenzen zwischen 13 und 18 Hz. D.h. die Betroffenen leiden unter einem hochfrequenten Zittern (Tremor) in den Beinen, sobald sie auf der Stelle stehen bleiben.
Um hier einen Nachweis zu erbringen, muss die Messung jedoch der Natur des Tremors entsprechend unbedingt im Stehen durchgeführt werden!

Auch bei anderen Erkrankungen, wie z.B. beim Essentiellen Tremor oder beim Parkinson-Tremor kann es zu Stand- und Gangunsicherheiten kommen – hier liegt jedoch eine niedrigere Tremor-Frequenz vor, als beim Orthostatischen Tremor.

Viele Jahre wurden die Beschwerden der OT-Patienten als psychogen fehldiagnostiziert, da die Schilderungen "Sobald ich auf der Stelle stehen bleibe, fangen meine Beine an zu zittern!" einen merkwürdigen Eindruck vermittelten. Diese Annahmen wurden noch unterstützt, wenn die EMG-Messung der Beine im Liegen durchgeführt wurden und somit keinen Befund erbrachten.

Dieses Krankheitsbild ist relativ selten, deshalb sollten Personen, die unter solchen Symptomen leiden, sich unbedingt an einen damit erfahrenen Spezialisten für Bewegungsstörungen wenden!

Kontaktadressen finden Sie im Kapitel „Spezialambulanzen".

Der aufgabenspezifische Tremor

Der Aufgabenspezifische Tremor tritt häufig bei professionellen Musikern (z.B. Geige- oder Klavierspielern) und Sportlern auf.

Man könnte sagen, dass sie zur Ausübung ihrer Tätigkeiten spezielle motorische Fertigkeiten „übertrainieren". Hierdurch haben die vom aufgabenspezifischen Tremor betroffenen Personen die körperlichen motorischen Abstimmungsmöglichkeiten zwischen ihrem Gehirn und der Muskelaktivität überschritten.

Auch der primäre Schreibtremor gehört zu den aufgabenspezifischen Tremores.

Nur bei diesen spezifischen Tätigkeiten tritt der Tremor dieser Betroffenen auf. Andere motorische Tätigkeiten mit den gleichen betroffenen Körperregionen bereiten den Betroffenen keine Probleme, auch, wenn zur Durchführung gleiche motorische Fähigkeiten erforderlich sind.

Eine gute Behandlungsmöglichkeit für diese Personen stellt das motorische Training dar (siehe Kapitel „Behandlung des ETs / Motorisches Training").

Der psychogene Tremor

Der psychogene Tremor ist vielen Menschen bekannt aus Erzählungen älterer Generationen über Soldaten, die mit einem Tremor aus dem 1. Weltkrieg zurückkehrten.

Die jüngere Generation hat ihn – wohl er unbewusst – in dem Kinofilm "Der Soldat James Ryan" wahrnehmen können. Captain Miller, gespielt von Tom Hanks, litt unter einem Handtremor.

Diese Personen waren einem starken psychischen Druck ausgesetzt, welchen sie irgendwann nicht mehr kompensieren konnten. Sozusagen kam die starke Angst, die sie verspürt hatten, in Form des Tremors „an die Oberfläche" und wurde sichtbar.

Beim psychogenen Tremor handelt es sich um regelrechte Tremorattacken, die plötzlich auftreten und spontan wieder verschwinden. Vom psychogenen Tremor Betroffene können unter Ganzkörper- bis hin zu einseitigen Extremitätentremores leiden.

Die Ausprägung des psychogenen Tremors variiert bei ähnlichen Tätigkeiten und der Tremor verringert sich oder verschwindet sogar bei Ablenkung. Bei bewusster, andauernder Entspannung verschwindet der Tremor ganz.

Bei der Behandlung des psychogenen Tremors sollte die Psychotherapie im Vordergrund stehen, um den Betroffenen bei der Verarbeitung ihrer traumatischen Erlebnisse zu helfen.

Der Tremor bei Dystonie

Eine Dystonie ist gekennzeichnet durch eine Fehlfunktion bei der Kontrolle von Bewegungen. Die Ursache für die Fehlfunktion liegt im Gehirn.

Die Betroffenen leiden unter unwillkürlich auftretenden Fehlhaltungen oder Fehlbewegungen, die sie nicht beeinflussen können. Diese plötzlich auftretenden Verkrampfungen der Muskulatur können sehr schmerzhaft sein.

Beispiele für dystone Tremores sind:

Dystoner Kopftremor

Beim dystonen Kopftremor handelt es sich um eine krampfartige (spastische) Fehlstellung des Kopfes, die für die betroffenen Personen sehr schmerzhaft ist. In der medizinischen Fachsprache wird hierfür auch die Bezeichnung „tremorartiger spasmodischer Tortikollis" benutzt.

Der dystone Kopftremor steht im Gegensatz zum Essentiellen Kopftremor, bei dem es nicht zu krampfartigen Fehlhaltungen des Kopfes kommt sondern der Tremor in einer rhythmischen „Ja/Ja"- oder „Nein/Nein"-Bewegung des Kopfes wahrgenommen werden kann.

Spasmodische Dysphonie

Die spasmodische Dysphonie beruht auf einem Stimmbandkrampf und wird in zwei Formen unterteilt. Die eine äußert sich in einem deutlich gequältem, angespannten Sprechen – sie kann bis zum Stimmverlust führen.
Hierbei kommt es zu einer Anspannung von Kehle, Hals- und Atemmuskulatur.
Die andere äußert sich in einem flüsternden oder verhauchten Sprechen durch eine Ausdehnung der Stimmbänder.

Im Gegensatz dazu steht der essentielle Stimmtremor, bei dem ein deutliches Zittern der Stimme wahrzunehmen ist.

Dystoner Schreibtremor

Beim dystonen Schreibtremor kommt es zu unwillkürlichen, zeitgleichen Verkrampfungen mehrerer Muskeln der Hand-, Arm- und Schultermuskulatur.
Diese Verkrampfungen können sehr schmerzhaft sein.
Der dystone Schreibkrampf kann sofort zu Beginn, aber auch erst nach einiger Zeit des Schreibens auftreten.

Im Gegensatz dazu steht der essentielle Aktionstremor, der die betroffenen Personen auch beim Schreiben behindert und durch Kompensationsmaßnahmen der Betroffenen dann auch häufig zur Verkrampfung führt.

Auch bei den Dystonien kommen Extremitätentremors in Form von Halte- und Bewegungstremores vor.

Die Dystonie-Erkrankten mögen mir verzeihen, wenn ich hier die Symptomatiken nur kurz angeschnitten habe. Die Symptomatik der Dystonie ist sicherlich viel umfangreicher! Meinem Anliegen, Unterschiede und Gemeinsamkeiten bzw. Verwechslungsmöglichkeiten zum Essentiellen Tremor zu beschreiben, soll dies genügen.

Qualifiziertere Auskünfte zur Dystonie sollten Betroffene und Interessierte sich bei der Deutschen Dystonie Gesellschaft e.V. direkt einholen.

> Weitere Infos zur Dystonie erhalten Sie bei der
> Deutschen Dystonie Gesellschaft e.V.
> Rissener Landstraße 85, 22587 Hamburg
> Telefon: +49 (0) 40 / 87 56 02
> Fax: +49 (0) 40 / 87 08 28 04
> eMail: info@dystonie.de
> Internet: www.dystonie.de

Der Tremor beim Morbus Parkinson

Der Morbus Parkinson ist ein neurologischer Zustand, in dem der Tremor gerade ein Symptom aus einer großen Vielzahl von Symptomen bei den Erkrankten sein kann.

Klassischerweise handelt es sich bei Parkinson-Betroffenen um einen Ruhetremor (siehe auch Kapitel „Tremorarten"), den ca. 75 %[6] aller Parkinson-Betroffenen aufweisen.

Der Ruhetremor wird sichtbar, wenn die betroffene Extremität nicht bewegt wird, z.B. bei im Stehen herabhängenden Armen oder bei entspannt auf einer Unterlage ruhenden Armen mit herabhängenden Händen. Der Ruhetremor sollte bei Bewegungsbeginn der betroffenen Extremität zurückgehen.

Bei den meisten Parkinson-Betroffenen beginnt der Ruhetremor einseitig. Zudem tritt er zu Beginn häuft nur in besonders stressigen Situationen auf.

Man mag sich vorstellen, wie belastend es ist, von früh bis spät einen Ruhetremor zu haben. Zudem ist die psychische Belastung hoch, weil der Tremor auffällig ist und von anderen Menschen gesehen wird. Diese Belastung schildert auch der Schauspieler Michael J. Fox eindrucksvoll in seinem Buch "Comeback".

Außerdem kommen besonders in der Frühphase des M. Parkinson auch Haltetremorformen vor, weshalb, gerade wenn die anderen Parkinson-Symptome noch nicht so ausgeprägt sind, eine Abgrenzung zum Essentiellen Tremor trotzdem manchmal schwierig sein kann.

Ein weiteres Symptom des Morbus Parkinson ist der Rigor. Rigidität oder Rigor ist eine Muskeltonusstörung, die von den Patienten als Steifigkeitsgefühl empfunden wird.

Bradykinese – eine Bewegungsverlangsamung – und Akinese – eine Hemmung des Bewegungsstarts – sind weitere Symptome des Morbus Parkinson.

Nur, um hier einige der Symptome des Morbus Parkinson zu nennen.

Keines dieser zusätzlichen Symptome wird normalerweise bei Essentiellen Tremor Patienten gesehen. Trotzdem ist zu beachten, dass auch hier Ausnahmen vorkommen.

Auch die Parikinson-Patienten mögen mir verzeihen, dass ich ihre Krankheit nur kurz angeschnitten habe. Auch hier war es mein Anliegen, die Unterschieden zwischen den zwei Krankheiten Morbus Parkinson und Essentieller Tremor zu verdeutlichen – gerade weil diese zwei Krankheiten sehr häufig verwechselt werden.

Qualifizierte, weitergehende Informationen können sich Betroffene und Interessierte bei der Deutschen Parkinson Vereinigung - Bundesverband - e.V. einholen.

Weitere Infos zum Morbus Parkinson erhalten Sie bei der Deutschen Parkinson Vereinigung
- Bundesverband - e.V.
Moselstraße 31
41464 Neuss
Telefon: +49 (0) 21 31 / 410 16 und 410 17
Fax: +49 (0) 21 31 / 454 45

Der Essentielle Tremor (ET)

Ich hoffe, ich konnte im vorangegangenen Kapitel „Tremor-symptome" etwas „Licht ins Dunkel" in einigen Bereichen der Tremorsymptomatiken bringen.

Eine Einführung zum Essentiellen Tremor können Sie gerne nochmals im Kapitel „Tremorsymptome / Der Essentielle Tremor" nachlesen, da ich mich an dieser Stelle nicht unnötig wiederholen möchte.

Wie dort bereits beschrieben, hat jede betroffene Person hat eine ganz individuelle Grundausprägung und Stärke des Tremors, was auch zu unterschiedlichen Einschränkungen in der Feinmotorik und damit auch der Lebensqualität führt.

Aufgrund der heute teilweise immer noch falschen Einschätzung des Essentiellen Tremors möchte ich an dieser Stelle nochmals auf die Tatsache hinweisen, das bis zu 25% der am Essentiellen Tremor Erkrankten tremorbedingt ihren Beruf wechseln oder sich berenten lassen müssen.[8]
Und etwa 50% eine deutlich funktionelle Beeinträchtigung durch den Essentiellen Tremor haben.[9]

Der Beginn des Essentiellen Tremors

Die Symptome des Essentiellen Tremors können in jedem Alter beginnen, von der Kindheit bis ins hohe Alter. Ein Beginn in der Kindheit ist jedoch seltener. Die Häufigkeitsgipfel liegen im 2. und 6. Lebensjahrzehnt. Männer und Frauen können gleichermaßen vom Essentiellen Tremor betroffen sein.

Der Verlauf des Essentiellen Tremors

Bei den meisten Betroffenen verläuft der Essentielle Tremor als eine langsam progrediente (fortschreitende) Störung. Es kann jedoch auch Perioden geben, in denen die Symptome unverändert bleiben und sich nicht verschlechtern.

Die Möglichkeit, dass z.B. die Hände und die Beine betroffen sind, wachsen mit zunehmendem Alter. Während die Krankheit fortschreitet, kann die Tremorfrequenz (Zahl der Schleifen, Hz) sich verringern, der Tremorumfang (Intensität, Tremoramplitude) kann jedoch zunehmen.

Es gibt jedoch auch Fälle, bei denen der ET abgeschwächt vorhanden ist und ein Leben lang zu keiner großen Beeinträchtigung der Lebensqualität führt.

Die Ursache und Genetik des Essentiellen Tremors

Die Ursache des Essentiellen Tremors ist leider noch nicht genau bekannt, obwohl es einige Theorien gibt.

Bei einigen ET-Patienten wurden Untersuchungen mit einer hochentwickelten Bildgebungstechnik (Positronenemissionstomographie, PET) durchgeführt.

Hierbei erhält der Patient ein Radiopharmakon in die Vene injiziert und nach einer Wartezeit von etwa 30 Minuten können mit einem PET-Skanner Aufnahmen/Bilder der Stoffwechselvorgänge in Gehirn gemacht werden.

Ein PET-Skanner sieht ähnlich aus, wie ein Computerto-mographie-Gerät, das vielen Menschen bereits als Untersuchungsgerät bekannt ist.

Bei diesen Untersuchungen wurden bei einigen ET-Patienten Abweichungen in den olivo-cerebellären Strukturen des Gehirns entdeckt und zusätzlich gesteigerte Soffwechselaktivitäten in einer Gehirnregion – dem Cerebellum (Kleinhirn) – entdeckt. Das heißt, dass bestimmte Nervenzellen überaktiv sind und so die unkontrollierbaren Muskelerregungen bei Patienten, die am Essentiellen Tremor erkrankt sind verursachen.

Bei etwa 40 % der Betroffenen tritt der Essentielle Tremor sporadisch auf, d.h. es ist kein weiteres Familienmitglied betroffen.

In etwa 60% der Fälle wurde der Essentielle Tremor als autosomal dominierendes Merkmal übernommen, d.h. die Anlage für den Tremor wurde von einem Elternteil vererbt. [10]
In solchen familiären Fällen besteht für die Kinder der betroffenen Einzelpersonen eine 50%ige Gefahr, ein Gen für den Essentiellen Tremor zu erben und die Krankheit schließlich selbst zu entwickeln.

Vom Befund zur Diagnose "Essentieller Tremor"

Obwohl der Essentielle Tremor in der neurologischen Praxis nicht selten vorkommt, ist es aufgrund der Verwechslungsfähigkeit mit den vielen anderen Krankheiten, die einen Tremor als Symptom aufweisen können, häufig schwierig, ihn zu diagnostizieren.

Einige ET-Erkrankte haben bis zu 20 Jahren und länger gewartet, bevor sie die richtige Diagnose zu ihren Symptomen erfuhren. Viele gingen nicht sofort zum Arzt, weil sie Angst hatten, falsch eingeschätzt zu werden – andere können von wahren Arzt-Odysseen berichten.

Die Ursache hierfür ist leider mehreren Ursachen zuzuschreiben, auf die ich an dieser Stelle nicht näher eingehen möchte. Eine wichtige ist jedoch:

Es gibt zur Zeit leider noch keinen endgültigen Test für den essentiellen Tremor, da die Ursache noch ungeklärt ist. Dadurch kann der Essentielle Tremor natürlich auch nicht durch eine Blutuntersuchung oder durch das Anfertigen von Röntgenbildern etc. nachgewiesen werden.

Deshalb sollte der ET von einem Facharzt diagnostiziert werden, der Erfahrungen auf dem Gebiet der Tremor- und Bewegungsstörungen hat.

Der Arzt wird verschiedene Untersuchungen und Tests durchführen, um die Ausprägung und Stärke des Tremors zu messen. Er wird Interviews mit dem Patienten durchführen, um die Gesamtunfähigkeit, das daraus resultierende Handicap (Behinderungsgrad) und die Auswirkungen des Tremors auf die Lebensqualität des Patienten festzustellen.

Die folgenden Untersuchungen, Tests und Interviews helfen, den Essentiellen Tremor zu diagnostizieren:

Anatomische Verteilung des Tremors (Topographie)

Welche Körperregionen sind vom Tremor betroffen? (z. B. Hände, Kopf, Stimme, Gesicht, Beine, Rumpf)

Tremorart oder Aktivierungsbedingungen

Handelt es sich hauptsächlich um einen Haltetremor, der während der Aktivierung der betroffenen Muskeln vorhanden ist?

Amplitude/Intensität und Frequenz des Tremors

Zur Messung der Amplitude und Frequenz des Tremors wird ein Elektromyogramm (EMG: Registrierung der Aktionsströme der Muskeln) durchgeführt. Die Frequenz des Essentiellen Tremors liegt bei 4 bis 12 Hz.

Muskelkontraktionsmuster

(Agonist-/Antagonist-Abhängigkeit)
Wie arbeiten die Streck- und die Beugemuskeln zusammen, um die Bewegung durchzuführen? Beim Essentiellen Tremor arbeiten die Streck- und Beugemuskeln gleichzeitig (synchron) bei der Parkinson-Krankheit hingegen arbeiten sie wechselweise (asynchron).

Grad der Funktionsunfähigkeit und des resultierenden Handikaps

Einfache Zeichnungen (Spiralen, Kreise, Linien), Handschriftenproben, das Eingießen von Wasser in ein Glas oder eine Aufzeichnung der Bewegungen auf Videoband helfen, die durch den Tremor hervorgerufene Funktionsunfähigkeit festzustellen.

Auswirkungen auf das tägliche Leben

Welche psychosozialen Probleme verursacht der Tremor?
(bspw. sozialer Rückzug, Schwierigkeiten im Beruf)
Welche Auswirkung hat der Tremor auf die Lebensqualität des Patienten?

Gleichzeitiges Vorhandensein (Koexistenz) anderer neurologischer Zeichen oder Symptome

Liegt beispielsweise auch eine Gangstörung vor?
Untersuchung des Muskeltonus, Haltungsabweichungen, Akinese (beschreibt die Hemmung des Bewegungsstarts), Bradykinese (ist die Verlangsamung der Bewegungsabläufe).
Bestehen weitere Anzeichen einer neurologischen Störung?

Seit wann bestehen die Symptome?

Verringert Alkoholgenuss den Tremor?

Alkohol wirkt sich bei den meisten ET-Patienten günstig (mindernd) auf den Essentiellen Tremor aus, was z.B. beim Parkinson-Tremor anders ist. Diese Angabe ist ein wichtiger Hinweis für den Arzt.

Familiengeschichte

Sind weitere Familienmitglieder vom Essentiellen Tremor oder anderen neurologischen Krankheiten betroffen?

Geschichte der Krankheitsentwicklung

Welche Körperregion war zuerst betroffen?
Hat der Tremor sich ausgebreitet?
Verlauf: z.B. von den Händen zu den Armen, etc.

Aktuelle Medikation und die Wirkung der Medikamente

Zur Diagnosestellung des Essentiellen Tremors wird eine Verlaufsdauer des Tremorsymptoms von mindestens 3 Jahren gefordert, da andere Krankheiten im Frühstadium das gleiche Tremorsymptom aufweisen können.

Die Differentialdiagnostik beim ET

Mit Differentialdiagnostik ist der Ausschluss anderer möglicher Krankheiten als Ursache für den Tremor gemeint.

Wie bereits öfters erwähnt, kann ein Tremor auch ein Symptom einer anderen Krankheit sein. Diese Krankheiten müssen anhand nachweisbarer Befunde oder zusätzlicher Symptome ausgeschlossen werden (Ausschlussdiagnostik).

Der Essentielle Tremor kann in ausgeprägten Fällen fälschlicherweise anderen Krankheiten, wie z.B. dem Morbus Parkinson, dem Morbus Wilson, der Dystonie, dem Clonus oder dem rhythmischen Myoclonus zugewiesen werden, deren Erläuterungen den Rahmen dieses Ratgebers gesprengt hätten. Am häufigsten wird der Essentielle Tremor mit der Parkinson-Krankheit verwechselt – trotz der vielen Unterschiede zwischen den zwei Krankheiten.

Eine korrekte Diagnose ist entscheidend, da diese Krankheiten evtl. dringend eine ärztliche Behandlung benötigen.

Ein Tremor - im Vergleich zum Essentiellen Tremor - kann auch als Nebenwirkung bestimmter Medikamente auftreten. (siehe hierzu auch Kapitel „Tremorarten / medikamenteninduzierter Tremor")

Aufgrund der zahlreichen Tremorformen erfordert es einen Spezialisten für Bewegungsstörungen, der die nötigen Untersuchungen durchführt, falls der Hausarzt keine eindeutige Ursache, wie z.B. eine Überfunktion der Schilddrüse, für den Tremor feststellen kann.

Die Auswirkungen von Fehldiagnosen oder von später Diagnosestellung können z.B. zu einer nicht angebrachten Behandlung führen oder im Falle des Morbus Wilson zu einer verspäteten Behandlung führen.

Wenn der Tremor unsachgemäß hohem Alter oder Angst zugewiesen wird, geht die Gelegenheit für eine frühe Behandlung verloren, und der Betroffene leidet unter Umständen unnötig weiter unter dem Tremor, was sein Leben ganz entscheidend beeinflusst.

Stress verstärkt den Tremor erheblich

Der Essentielle Tremor beruht auf einer körperlichen Fehlfunktion. Der Stoffwechsel im Gehirn, der für die Bewegungen zuständig ist, ist – warum auch immer – krankhaft gesteigert.

ET-Betroffene haben einen rhythmischen und bei Aktivität stets vorhandenen Tremor – egal, ob sie in völliger Ruhe und allein zu Hause ihren Apfel schälen oder ob andere Leute anwesend sind.
Diese Tremorstärke nenne ich Grundtremor. Den Grundtremor können die Betroffenen nicht beeinflussen und er ist bei jedem Betroffenen unterschiedlich stark.

Wenn nun jedoch Stress hinzukommt, dann bedeutet das auch für jeden Gesunden, dass sich bspw. der Adrenalinstoffwechsel erhöht.

Wenn Stress den Stoffwechsel, der bei ET-Betroffenen den Tremor produziert, noch erhöht, kann sich der Grundtremor erheblich verstärken.
Diese Steigerung nenne ich Tremorspitze – sie kann von den Betroffenen nur ganz bedingt beeinflusst werden, indem sie sich nicht allzuviel Stress aussetzen und für ausgleichende Entspannung sorgen. Denn Stress ist ein Lebensbestandteil eines jeden.

Der Mensch befindet sich in einem stetigen Lernprozess – nicht nur bewusst lernt er, sondern auch unbewusst – eigentlich eine hervorragende Einrichtung.

Bezogen auf den Tremor lernen die Betroffenen jedoch eine ganze Menge unbewusst, was sie im Grunde besser nicht täten. Sie lernen, dass ihr Tremor in gewissen Stress-Situationen stärker wird, als er im Normalfall ist. Und schon entwickeln sie Angst vor diesen Situationen.

Angst bedeutet aber wiederum Stress für den Körper und in der Folge wird ihr Tremor in diesen Situationen noch stärker! Der Tremor eskaliert dann oft völlig, die Betroffenen trauen sich dann kaum noch, bspw. einen Stift oder ein Glas in die Hand zu nehmen. Und würden sie es in einer solchen Situation tun, würde wahrscheinlich auch das Wasser eher auf dem Tisch, als im Mund des ET-Patienten landen.

Dieses Beispiel verdeutlicht, wie sehr sich ein körperliches Defizit durch die Psyche noch verstärken lässt!

Psychosoziale Folgen des Essentiellen Tremors

Den Tremor-Betroffenen ist es aus nachvollziehbaren Gründen oft peinlich oder unangenehm, dass der Tremor für Außenstehende sichtbar ist. Kompromittierende Erlebnisse sind zudem nicht selten, da der Tremor von Anderen oft falsch eingeordnet und Unsicherheit oder einer Alkoholsucht zugeschrieben wird.

„Selbst der selbstbewussteste ET-Erkrankte kann aber seinen Grundtremor nicht beeinflussen!"

Nicht jede Situation ist jedoch so günstig gelegen, dass die Betroffenen sich erklären oder um Hilfe bitten können. Nach negativ prägenden Ereignissen, wird die Hemmschwelle deshalb für zukünftige Verabredungen oder Einladungen immer größer. In der Folge beginnen sie, Aktivitäten zu meiden, bei denen sie Gefahr laufen, falsch eingeschätzt zu werden und geraten dadurch in einen Kreislauf der Vermeidungsstrategien.

Deshalb führt der Essentielle Tremor oftmals zur Zurücknahme von sozialen Aktivitäten und Kontakten bis hin zur totalen Isolation.

Ebenso, wie die Stärke des Tremors (über den Grundtremor hinaus) vom Stress abhängig ist, ist sie auch vom allgemeinen Wohlbefinden oder z.B. von Witterungsverhältnissen abhängig. Das mag dann manchmal beim Beobachter zu unverständlichen Reaktionen oder Gedanken führen, weil der Betroffene vielleicht kurze Zeit zuvor noch Dinge erledigen konnte, die plötzlich nicht mehr so gut gehen.

In der Folge werden dem Betroffenen dann vielleicht manchmal "Schauspielerei" oder "Wichtigtuerei" unterstellt. Auch das ist ein Problem, dem sich Betroffene ausgesetzt fühlen können. Den richtigen Weg zu finden, wie wir Betroffenen anderen Leuten unseren Tremor erklären können, weil wir nicht missgedeutet werden möchten ist oftmals eine schmale Gradwanderung.

„Noch dazu: Wer hat schon ständig Lust, sich zu erklären?"

Eines ist jedoch gewiss, ET-Betroffene möchten alles andere, als mit Ihrem Tremor Aufmerksamkeit erregen – verwenden sie doch sehr viel Energie darauf, den Tremor zu verstecken.

Viele ET-Betroffene berichten, dass sie eine wahre Odyssee an Arztbesuchen und Therapien hinter sich bringen mussten, bevor sie die Diagnose "Essentieller Tremor" erhielten. Fälschlicherweise wurden Ihre Ängste, sich mit ihrem Tremor in der Öffentlichkeit zu zeigen, für die Ursache und nicht für die Folge des Tremors gehalten.

Tatsache ist jedoch, dass der Essentielle Tremor verständlicherweise psychosoziale Probleme nach sich zieht oder verursacht. Es verhält sich also genau anders herum – der Tremor ist die Ursache für die Ängste.

Diese wirklich menschliche Reaktion führt scheinbar oft zu Missverständnissen.

Die Behandlung des Essentiellen Tremors

Behandlungsannäherung

Besteht überhaupt die Notwendigkeit, den Essentiellen Tremor zu behandeln?

Vorausgesetzt, Sie haben Ihr Zittern abklären lassen und es wurde eindeutig ein Essentieller Tremor diagnostiziert, sodass andere Krankheiten als Ursache für Ihren Tremor ausgeschlossen wurden, hängt es – zumindest zur Zeit noch – allein von Ihrem Leidensdruck und dem Grad Ihrer Funktionseinschränkung ab, ob Sie Ihren Essentiellen Tremor behandeln lassen möchten.

Da die Ursache für den Essentiellen Tremor noch weitgehend unbekannt ist, kann er zur Zeit leider nur symptomatisch behandelt werden!

Mit der Entscheidung, sich nicht behandeln zu lassen, versäumen Sie zur Zeit also keine dringend notwendige und bekannte Behandlung der Ursache. Dieses kann sich in der Zukunft natürlich ändern.

Ein Goldschmied oder ein Zahntechniker, der auf seine feinmotorischen Fähigkeiten zur Ausübung seines Handwerks angewiesen ist, wird einen geringen Tremor wahrscheinlich behandeln lassen, während ein anderer Betroffener sein Zittern nur aus Sicherheitsgründen abklären lässt,

um behandlungsbedürftige Krankheiten als Ursache auszuschließen – bei der Diagnose „Essentieller Tremor" dann
aber keine weitere Behandlung wünscht, weil diese eh nur
symptomatisch wäre.

Eine Behandlung hängt also von der Notwendigkeit ab, den
essentiellen Tremor auszugleichen, wenn er Sie bei Ihren täglichen Aktivitäten behindert.

In jedem Falle aber sollte der Arzt seinem Patienten ein
paar wertvolle Tipps (siehe Kapitel "Rat") mit auf den Weg
geben, die sich bewährt haben, den Alltag mit dem ET zu
erleichtern.

Medikamentöse Behandlung

Da die Ursache für den Essentiellen Tremor noch weitgehend unbekannt ist, gibt es auch kein Medikament, das spezifisch für die Behandlung des ETs entwickelt wurde, um die
Krankheit zu heilen.

Aber einige Medikamente, die für andere Krankheiten
entwickelt wurden, haben ihren Nutzen – oftmals zufällig
– auch in der Therapie des Essentiellen Tremors gezeigt. Die
Behandlung stellt jedoch immer nur eine symptomatische
Therapie dar.

Einige ET-Betroffene profitieren von der medikamentösen Therapie, andere wiederum überhaupt nicht. Es gibt
keine Richtlinie, die einen Therapieerfolg bei den einzelnen
betroffenen Personen voraussagt. Auch das Auftreten von
Nebenwirkungen ist bei den Patienten individuell ganz unterschiedlich.

Darum kann Ihnen unter Umständen viel Geduld abverlangt werden, bis das für Sie tremorlindernde Medikament oder eine Medikamentenkombination gefunden worden ist. Wenn ein negativ verlaufener Therapieversuch sie traurig und verzweifelt macht, dann können Sie durchaus auch eine Therapiepause einlegen, um die "Flaute erst einmal zu verdauen".

Bei Personen, deren Tremor noch nicht so ausgeprägt ist, kann eine medikamentöse Behandlung des Tremors die Funktionsunfähigkeit jedoch verzögern oder sogar beseitigen. Wobei hiermit nur die Symptomatik, nicht jedoch die Ursache gemeint ist!

Ihre medizinische Vorgeschichte, Ihre vorhergehende Behandlung, gleichzeitig vorhandene Krankheiten und andere Faktoren müssen von Ihrem Arzt berücksichtigt werden.

Es ist immer wichtig, dass Ihr Arzt auch über andere, zusätzliche Erkrankungen informiert wird, denn manche Medikamente können möglicherweise nicht für Patienten mit anderen, zusätzlichen Erkrankungen angewandt werden.

Weil Medikamente Wechselwirkungen mit bestimmten anderen Medikamenten verursachen können, ist es auch wichtig, dass Ihr Arzt auch über die Einnahme dieser Medikamente ausdrücklich informiert wird!

Medikamente können zu Nebenwirkungen führen, weshalb Ihr Arzt den möglichen Nutzen gegen die Risiken, die mit der Einnahme verbunden sein können, abwägt und diese mit Ihnen bespricht.

Sie sollten ihre Behandlung nicht plötzlich eigenmächtig einstellen. Denn auch, wenn die erhoffte Wirkung auf den ET ausbleibt, kann es beim Absetzen der Medikamente zu negativen Wirkungen und Komplikationen kommen. Darum wird Ihr Arzt Ihnen einen Zeitplan einer stufenweisen Verringerung der Dosierung erstellen. Auf diese Art werden Sie langsam von der Medikation entwöhnt.

Die Informationen zu Medikamenten in diesem Buch dienen lediglich dem groben Überblick und der Kenntnisnahme der Behandlungsmöglichkeiten! Denn diese Aufklärung steht uns Patienten zu.

Die Dosierungshinweise der Medikamente sind den aktuellen Leitlinien für Diagnostik und Therapie in der Neurologie der Deutschen Gesellschaft für Neurologie entnommen.[11]

Sie sind hier nur dokumentarisch festgehalten, damit auch Sie als Patient sich einen Überblick über die Spannweite der Dosierungen machen können.

Trotzdem dienen die Informationen **keinesfalls** der eigenmächtigen Dosisfestlegung oder Dosierungsexperimenten! Sie dürfen auf keinen Fall als Ersatz für eine professionelle Beratung oder Behandlung durch Ihren Arzt angesehen werden.

Bitte wenden Sie sich zur Absprache Ihrer individuellen Therapie unbedingt an Ihren Arzt!

Bei den im Text genannten Handelsnamen der Medikamente handelt es sich um eine rein subjektive Auswahl ohne Anspruch auf Vollständigkeit.

Medikamentenwirkstoff: Propranolol

Propranolol (z.B. Dociton®) ist ein Beta-Rezeptoren-Blocker und das Mittel der ersten Wahl bei der Behandlung des Essentiellen Tremors.

Propranolol wird hauptsächlich benutzt, um Bluthochdruck zu behandeln. Er besetzt die Beta-Rezeptoren und verhindert damit die Wirkung von Adrenalin am Herzen. Beta-Rezeptoren findet man in sehr großer Zahl am Herzen, aber auch an vielen anderen Stellen im Körper. Die Wirkungen und auch die Nebenwirkungen sind nicht nur auf das Herz-Kreislaufsystem beschränkt.

Seinen Nutzen hat Propranolol auch in der Behandlung des Essentiellen Tremors gezeigt. Allerdings ist die Reaktion des Essentiellen Tremors auf die Behandlung mit Propranolol sehr unterschiedlich und nicht allen Patienten kann damit geholfen werden.

„Propranolol führt lediglich bei 50-70% der ET-Patienten zu einer objektiven Tremorreduktion. Der Tremor wird nur in seltenen Fällen total unterdrückt. Diese Tremorreduktion reicht jedoch häufig aus, um die gestörten feinmotorischen Tätigkeiten für das Arbeitsleben und den Alltag wieder zu verbessern." [12]

Am besten wirkt Propranolol auf den Tremor der oberen Extremitäten. Die Wirkung beim Kopftremor ist geringer.

Nebenwirkungen können z.B. sein: Müdigkeit, Gewichtszunahme, Übelkeit, Hautausschläge, Diarrhoe, Impotenz, depressive Verstimmungen.

Patienten mit bestimmten weiteren Erkrankungen, wie bspw. Asthma oder Diabetes, sollen das Medikament nicht einnehmen!

Bei älteren Patienten sollten bestimmte Herzerkankungen ausgeschlossen und regelmäßige EKG-Kontrollen vorgenommen werden.

Über Gegenanzeigen sowie Nebenwirkungen oder Wechselwirkungen mit anderen Medikamenten wird Ihr Arzt Sie aufklären.

Dosierungshinweis: 30-320 mg Tagesdosis[13]

Propranolol kann auch nur als Bedarfsmedikation verschrieben werden, um den Tremor in besonders tremorbelastenden Situationen, wie z.B. Prüfungsstress, einzudämmen.

Beim Absetzen von Propranolol sollte das Medikament über Wochen langsam ausgeschlichen werden.

Propranolol darf nur auf Verschreibung des Arztes angewandt werden! Patienten sollten nicht eigenmächtig die vom Arzt verordnete Dosis verändern!

Ihre Erfahrungen mit Propranolol

Haben Sie bereits ein Medikament mit dem Wirkstoff „Propranolol" zur Linderung Ihres Tremors getestet?

JA____   NEIN____

Wenn „JA", welches oder welche Medikamente waren das?

_____

_____

Wurde Ihr Tremor dadurch verringert?

_____

Wie hoch war die Höchstdosis?

_____mg/Tag

Wenn Sie das Medikament zufriedenstellend einnehmen, welche Dosis nehmen Sie täglich?

_____mg/Tag

Wenn sie das Medikament wieder abgesetzt haben, beschreiben sie, warum? (Hat den Tremor nicht oder nicht genügend verringert; die Nebenwirkungen waren zu stark; usw.)

_____

_____

_____

_____

_____

Medikamentenwirkstoff: Primidon

Primidon (z.B. Mylepsinum®, Liskantin®) ist eine Spasmolytikummedikation und zählt zu den Barbituraten.

Es unterdrückt die Freisetzung erregender Substanzen und erschwert die Ausbreitung von Nervenimpulsen im Gehirn. Dadurch wirkt es dämpfend auf die Gehirnaktivität, die Vorgänge im Zentralnervensystem werden verlangsamt.

Primidon wurde dafür entwickelt, bestimmte Arten von epileptischen Anfällen zu verringern.

Zusätzlich hat Primidon seinen Nutzen in der Behandlung des Essentiellen Tremors gefunden. Bei vielen ET-Patienten, die unter einem Handtremor leiden, wird Primidon erfolgreich eingesetzt – beim Kopftremor scheint keine so gute Wirkung zu erzielen sein.

Das Primidon wird häufig bei Patienten eingesetzt, die aufgrund anderer Erkrankungen das Propranolol nicht einnehmen dürfen oder bei denen das Propranolol zu keiner Tremorverringerung führt.

Des Weiteren kommt es als Kombinationsmedikation mit Propranolol zum Einsatz, wenn mit dem Propranolol allein keine ausreichende Wirkung erzielt werden konnte.

Die Anfangsdosierung für Primidon sollte sehr langsam angehoben werden und so niedrig, wie möglich gehalten werden.

Nebenwirkungen können bspw. sein: Müdigkeit, Übelkeit, Erbrechen, Kopfschmerzen, Schwindel sowie Ataxie. Diese

Nebenwirkungen können sich zurückbilden, wenn die Dosierung verringert wird.

Möglich ist auch ein Wirksamkeitsverlust bei wiederholter Einnahme, ohne dass die Wirksamkeit durch Dosissteigerung wiedererlangt werden könnte. (Tachyphylaxie)

Über Gegenanzeigen sowie Nebenwirkungen oder Wechselwirkungen mit anderen Medikamenten wird Ihr Arzt Sie aufklären.

Dosierungshinweis: 30-500 mg Tagesdosis[14]

Primidon darf nur auf Verschreibung des Arztes angewandt werden! Patienten sollten nicht eigenmächtig die vom Arzt verordnete Dosis verändern!

Ihre Erfahrungen mit Primidon

Haben Sie bereits ein Medikament mit dem Wirkstoff „Primidon" zur Linderung Ihres Tremors getestet?

JA_____   NEIN_____

Wenn „JA", welches oder welche Medikamente waren das?

_____

_____

Wurde Ihr Tremor dadurch verringert?

_____

Wie hoch war die Höchstdosis?

_____mg/Tag

Wenn Sie das Medikament zufriedenstellend
einnehmen, welche Dosis nehmen Sie täglich?

_____mg/Tag

Wenn sie das Medikament wieder abgesetzt haben,
beschreiben sie, warum? (Hat den Tremor nicht oder
nicht genügend verringert; die Nebenwirkungen waren
zu stark; usw.)

_____

_____

_____

_____

_____

_____

Medikamentenkombination

Primidon und Propranolol können in der Kombination
benutzt werden, wenn sie – alleine eingenommen – die Symptome nicht genügend verringern.

Ihre Erfahrungen mit der Kombinationstherapie „Propranolol & Primidon"

Haben Sie bereits eine Medikamentenkombination mit den Wirkstoffen „Propranolol" und „Primidon" zur Linderung Ihres Tremors getestet?

JA____ NEIN____

Wenn „JA", welche Medikamente waren das?

_____

_____

Wurde Ihr Tremor dadurch verringert?

_____

Wie hoch war die Höchstdosis?

_____mg/Tag Propranolol

_____mg/Tag Primidon

Wenn Sie die Medikamentenkombination zufriedenstellend einnehmen, welche Dosis nehmen Sie täglich?

_____mg/Tag Propranolol

_____mg/Tag Primidon

Wenn sie die Medikamentenkombination wieder abgesetzt haben, beschreiben sie, warum? (Hat den Tremor nicht oder nicht genügend verringert; die Nebenwirkungen waren zu stark; usw.)

_____

_____

_____

_____

_____

_____

_____

Medikamentenwirkstoff: Gabapentin

Gabapentin (z.B. Neurontin®) ist mit dem Neurotransmitter GABA (Gamma-Amino-Buttersäure) verwandt und ist ein Anticonvulsivum.

Antikonvulsiva sind krampflösende Medikamente, die hauptsächlich in der Epilepsietherapie eingesetzt werden.

Auch in der Tremor-Therapie hat Gabapentin seinen Nutzen gezeigt.

Gabapentin darf nicht angewandt werden bei Überempfindlichkeit auf den Wirkstoff Gabapentin oder einen der anderen Inhaltsstoffe des entsprechenden Medikamentes.

Gabapentin wirkt am zentralen Nervensystem (ZNS) und kann deshalb z.B. zu Müdigkeit, Schwindel, Koordinationsstörungen oder ähnlichen Symptomen führen.

Über Gegenanzeigen sowie Nebenwirkungen oder Wechselwirkun-gen mit anderen Medikamenten wird Ihr Arzt Sie aufklären.

Dosierungshinweis: 1800-2400 mg Tagesdosis[15]

Gabapentin darf nur auf Verschreibung des Arztes angewandt werden! Patienten sollten nicht eigenmächtig die vom Arzt verordnete Dosis verändern!

Ihre Erfahrungen mit Gabapentin

Haben Sie bereits ein Medikament mit dem Wirkstoff „Gabapentin" zur Linderung Ihres Tremors getestet?

JA_____   NEIN_____

Wenn „JA", welches oder welche Medikamente waren das?

_____

_____

Wurde Ihr Tremor dadurch verringert?

_____

Wie hoch war die Höchstdosis?

_____mg/Tag

Wenn Sie das Medikament zufriedenstellend
einnehmen, welche Dosis nehmen Sie täglich?

_____mg/Tag

Wenn sie das Medikament wieder abgesetzt haben,
beschreiben sie, warum? (Hat den Tremor nicht oder
nicht genügend verringert; die Nebenwirkungen waren
zu stark; usw.)

_____

_____

_____

_____

_____

_____

_____

Medikamentenwirkstoff: Clonazepam

Clonazepam (z.B. Rivotril®) verstärkt die Wirkung des Botenstoffs Gamma-Amino-Buttersäure im Gehirn, der die Weiterleitung von erregenden Nervenimpulsen und damit die Gehirnaktivität dämpft.

Es wird zur Behandlung von Krampfanfällen (Epilepsie) eingesetzt und hat auch seinen Nutzen in der Behandlung des Essentiellen Tremors gezeigt.

Chemisch gesehen, gehört Clonazepam zur Gruppe der Benzodiazepine, die hauptsächlich als Schlaf- und Beruhigungsmittel eingesetzt werden.

Bei langfristiger Behandlung kann sich eine Gewöhnung entwickeln. Die langzeitige und hochdosierte Einnahme dieses Medikaments kann zu Abhängigkeit führen!

Wird es plötzlich abgesetzt, treten Entzugserscheinungen mit Unruhe, Schlafstörungen, Angst, Zittern, Schwitzen und die Gefahr von Gehirnkrämpfen auf.

Nebenwirkungen können z.B. sein:
Kopfschmerzen, Magen-Darm-Beschwerden, Schwindel, Müdigkeit, Benommenheit, Muskelschwäche, Überempfindlichkeitsreaktion auf einen Inhaltsstoff, Erregungszustände, Schlaflosigkeit, Unruhe, Angst.

Über weitere Gegenanzeigen sowie Nebenwirkungen oder Wechselwirkungen mit anderen Medikamenten wird Ihr Arzt Sie aufklären.

Dosierungshinweis: 0,75-6 mg[16]

Medikamente dieser Gruppe dürfen nur auf Verschreibung des Arztes angewendet werden! Sie sollten nicht eigenmächtig die von Ihrem Arzt verordnete Dosis verändern!

Ihre Erfahrungen mit Clonazepam

Haben Sie bereits ein Medikament mit dem Wirkstoff „Clonazepam" zur Linderung Ihres Tremors getestet?

JA_____   NEIN_____

Wenn „JA", welches oder welche Medikamente waren das?

_____

_____

Wurde Ihr Tremor dadurch verringert?

_____

Wie hoch war die Höchstdosis?

_____mg/Tag

Wenn Sie das Medikament zufriedenstellend einnehmen, welche Dosis nehmen Sie?

_____mg/Tag

_____mg nur bei Bedarf

Wenn sie das Medikament wieder abgesetzt haben, beschreiben sie, warum? (Hat den Tremor nicht oder nicht genügend verringert; die Nebenwirkungen waren zu stark; usw.)

_____

_____

_____

_____

_____

_____

Medikamentenwirkstoff: Benzodiazepine

Diazepine (z.B. Diazepam-ratiopharm®) gehören zur Gruppe der Schlaf- und Beruhigungsmittel.

Diazepine verstärken die Wirkung des Botenstoffs Gamma-Amino-Buttersäure im Gehirn, der die Weiterleitung von erregenden Nervenimpulsen und damit die Gehirnaktivität dämpft.

Diazepine behindern also die chemische Aktivität im Nervensystem und im Gehirn und dämmen die Kommunikation zwischen Nerv und Zellen ein. Solche Medikationen fördern

Schlaf, entlasten Angst, verringern Unruhe und entspannen die Muskeln.

Zusätzlich beeinflussen sie die Wahrnehmung der tremorverstärkenden, emotionalen Einflüsse, wie z.B. Stress. Sie können das allgemeine Erregungsniveau und somit auch den Tremor abschwächen.

Bei langfristiger Behandlung kann sich eine Gewöhnung an den Wirkstoff entwickeln, sodass das Medikament dann nicht mehr so gut wirkt und die Dosis gesteigert werden müsste.
Diazepine haben ein hohes Sucht-/Abhängigkeitspotential, deshalb eignen sie sich nicht für die regelmäßige, tägliche Tremortherapie!

Patienten mit einer Suchtanamnese sollten Diazepine nicht einnehmen. Benzodiazepine sollten nicht für den täglichen Einsatz genutzt werden, sondern der Verwendung in besonders tremorbelastenden Situationen vorbehalten bleiben!

Nebenwirkungen können u.a. sein: Schwächegefühl, Kopfschmerzen, Unruhezustände, Schwindel, Übelkeit mit Erbrechen und Durchfall.

Besondere Vorsicht ist geboten bei gleichzeitiger Einnahme weiterer zentral wirkender Medikamente, da die Wirkungen sich gegenseitig verstärken können.

Über weitere Gegenanzeigen sowie Nebenwirkungen oder Wechselwirkungen mit anderen Medikamenten wird Ihr Arzt Sie aufklären.

Kein Dosierungshinweis, da wegen des Abhängigkeits- und Suchtpotentials Vorsicht geboten ist!

Medikamente dieser Gruppe dürfen nur auf Verschreibung des Arztes angewandt werden! Patienten sollten nicht eigenmächtig die vom Arzt verordnete Dosis verändern!

Ihre Erfahrungen mit Benzodiazepine

Haben Sie bereits ein Medikament mit dem Wirkstoff „Benzodiazepine" zur Linderung Ihres Tremors getestet?

JA_____   NEIN_____

Wenn „JA", welches oder welche Medikamente waren das?

_____

_____

Wurde Ihr Tremor dadurch verringert?

_____

Wie hoch war die Höchstdosis?

_____mg

Wenn Sie das Medikament zufriedenstellend einnehmen, wie häufig nehmen Sie es ein und in welcher Dosis?

_____Häufigkeit

_____mg

Wenn sie das Medikament wieder abgesetzt haben, beschreiben sie, warum? (Hat den Tremor nicht oder nicht genügend verringert; die Nebenwirkungen waren zu stark; usw.)

_____

_____

_____

_____

_____

_____

Medikamentenwirkstoff: Clozapin

Clozapin (z.B. Leponex®) gehört zu den atypischen Neuroleptika und wirkt rasch dämpfend.

Clozapin kommt auch beim M. Parkinson und anderen Tremorsyndromen zum Einsatz, da es keine Bewegungsstörungen und Krämpfe (Dyskinesien oder Dystonien) hervorruft.

Beim Essentiellen Tremor darf Clozapin nur eingesetzt werden, wenn die üblicherweise zum Einsatz kommenden Medikamente keine ausreichende Verbesserung der Beschwerden erbringen! (Siehe Risiken unten!)

Vor Beginn der Behandlung ist eine normale Granulozytenzahl (Granulozyten sind eine Zellart des Differentialblutbildes) beim Patienten notwendig und eine regelmäßige Blutuntersuchung muss gewährleistet sein.

Als mögliche Nebenwirkungen können beispielsweise auftreten:

Blutbildveränderungen:
Verminderung oder plötzliche Zerstörung aller Granulozyten (Granulozytopenie bis hin zur Agranulozytose). Diese kommt zwar selten vor, ist aber sehr gefährlich. Sie bildet sich nach Absetzen zurück und tritt meist in ersten 18 Behandlungswochen auf. Wird Clozapin dann nicht abgesetzt, tritt ein lebensbedrohlicher Zustand auf!

Bei hohen Dosen sind Krampfanfälle möglich (besonders über 450mg/d)

EEG: Spike-Wave-Komplexe

Kopfschmerzen, Müdigkeit, Schwindel

Gewichtszunahme

Kreislaufbeschwerden, Atembeschwerden

Temperaturanstieg (in den ersten
Behandlungswochen)

bei gleichzeitiger Gabe mit Lithium, Gefahr eines
malignen neuroleptischen Syndroms

Wichtig sind folgende regelmäßige Kontrollen:

Leukozytenzahl und Differenzialblutbild
In den ersten 18 Wochen wöchentlich,
danach 14-tägig, mindestens jedoch 1 Mal monatlich ,
Alarm, wenn die Leukos < 3500 !!!

Erste Anzeichen einer Agranulozytose gleichen denen eines grippalen Infektes.

Clozapin: Warnung vor kardialen Nebenwirkungen!!!

Dosierungshinweis:
Anfangstestdosis 12,5 mg
bei Wirksamkeit Dosierung 12,5-50 mg täglich[17]

Über weitere Gegenanzeigen sowie Nebenwirkungen oder
Wechselwirkungen mit anderen Medikamenten wird Ihr
Arzt Sie aufklären. Medikamente dieser Gruppe dürfen nur

auf Verschreibung des Arztes angewandt werden! Patienten sollten nicht eigenmächtig die vom Arzt verordnete Dosis verändern!

Ihre Erfahrungen mit Clozapin

Haben Sie bereits ein Medikament mit dem Wirkstoff „Clozapin" zur Linderung Ihres Tremors getestet?

JA_____   NEIN_____

Wenn „JA", welches oder welche Medikamente waren das?

_____

_____

Wurde Ihr Tremor dadurch verringert?

_____

Wie hoch war die Höchstdosis?

_____mg/Tag

Wenn Sie das Medikament zufriedenstellend einnehmen, welche Dosis nehmen Sie täglich?

_____mg/Tag

Wurden die vorgeschriebenen, regelmäßigen
Blutbildkontrollen durchgeführt?

JA_____   NEIN_____

Gab es schwere Komplikationen?

JA_____   NEIN_____

Wenn sie das Medikament wieder abgesetzt haben,
beschreiben sie, warum? (Hat den Tremor nicht oder
nicht genügend verringert; die Nebenwirkungen waren
zu stark; usw.)

_____

_____

_____

_____

_____

_____

_____

_____

Die Botulinumtoxintherapie

(Botox®) (Botulinum-Giftstoff [BTX])

Manche Körperregionen, die vom Essentiellen Tremor betroffen sind, lassen sich durch die üblicherweise eingesetzten Medikamente schlechter beeinflussen, als z.B. der Handtremor. Eine alternative Behandlungsmethode stellt deshalb eine Therapie mit Botulinumtoxin-Injektionen dar.

Botulinumtoxin ist ein von Bakterien produziertes Eiweiß, von dem normalerweise nur wenige Mikrogramm ausreichen, um starke Vergiftungserscheinungen bis hin zum Tod hervorzurufen (Botulismus). Allerdings ist die bei der Therapie mit Botulinumtoxin-Injektionen verwendete Dosis nur ein Bruchteil der gefährlichen Dosis!

Das Botulinumtoxin wird in ganz geringen Mengen in die vom Tremor betroffenen Muskeln injiziert. Durch das Botulinumtoxin wird eine Reizweiterleitung von der Nervenendigung zum nächsten Nerv oder Muskel unterbrochen. Das hat eine Schwächung der injizierten Muskulatur und damit des Tremors zur Folge. Diese Schwäche ist jedoch zeitlich begrenzt.

Die Wirkung der Botox-Injektion tritt ungefähr innerhalb einer Woche ein und hält ca. drei bis vier Monate an. Dann hat der Körper das Toxin wieder abgebaut. Die Injektionen können dann wiederholt werden. Die Wiederholungsinjektionen können dann durch die gewonnenen Erfahrungswerte der vorangegangenen Injektionen der individuellen Wirkung angepasst werden.

Die Botox-Therapie beim Essentiellen Tremor scheint am besten beim Kopftremor, in Einzelfällen wohl auch beim Handtremor zu helfen.

Auch die Therapie mit Botox-Injektionen ist symptomatisch, d.h. die Injektion lindert lediglich die Tremor-Symptome und nicht die noch unbekannte Ursache des Tremors.

Bei einer bekannten Allergie gegen die Bestandteile des Medikamentes oder bei geplanter oder bestehender Schwangerschaft oder dem Vorliegen bestimmter weiterer Erkrankungen, darf die Behandlung nicht durchgeführt werden. Diese und weitere Gegenanzeigen (!) wird Ihnen Ihr behandelnder Arzt erläutern.

Mögliche Nebenwirkungen der Behandlung können bspw. sein: blauer Fleck, Infektion oder Schwellung an der Einstichstelle, Allergie gegen das Medikament, Schluckstörungen, eine zu starke Schwäche der injizierten Muskulatur.

Bei stärkeren Nebenwirkungen, wie z.B. einer Schluckstörung muss umgehend der behandelnde Arzt informiert/aufgesucht werden.

Die Behandlung wird von besonders geschulten Ärzten in spezialisierten Zentren durchgeführt (siehe auch Kapitel "Spezialambulanzen")!

Ihre Erfahrungen mit BOTOX-Injektionen

Haben Sie bereits Botox-Injektionen zur Linderung Ihres Tremors getestet?

JA_____   NEIN_____

Wenn „JA", für welche Körperregion (z.B. Kopf, Hand)?

_____

_____

Wurde Ihr Tremor dadurch verringert?

_____

Beschreiben Sie Ihre Erfahrungen mit den Botox-Injektionen – negative und/oder positive:

_____

_____

_____

_____

_____

_____

_____

Homöopathie

Gründer der Homöopathie war der deutsche Arzt, Chemiker und Pharmazeut Christian Friedrich Samuel Hahnemann, der von 1755 bis 1843 lebte.

Grundlage der Homöopathie ist das Ähnlichkeitsprinzip, ähnliches wird durch ähnliches geheilt.

Eine Erkrankung wird mit einer kleinen Menge eines in der Natur vorkommenden Stoffes behandelt, der bei einem gesunden Menschen in einer größeren Dosis zu ähnlichen Symptomen führen würde, wie diese Erkrankung.

Der Mensch wird in der Homöopathie als eine Einheit von Körper, Geist und Seele betrachtet, sodass die Behandlung mit homöopathischen Mitteln stets auch individuell ist.

Auf dem oft langen Weg auf der Suche nach einem tremorlindernden Medikament, den ET-Erkrankte in der Regel zurücklegen, hat ein Großteil der Betroffenen auch schon Berührungspunkte mit der Homöopathie gehabt.

Gesicherte Erkenntnisse über eine tremorlindernde, homöopathische Behandlung des Essentiellen Tremors sind mir persönlich nicht bekannt. Jedoch muss hier wahrscheinlich aufgrund der individuellen Behandlung mit den homöopathischen Mitteln jeder seine eigenen Erfahrungen sammeln.

Chirurgische Behandlung des ET

Eine Operation ist manchmal die einzige Hoffnung, die den Patienten, die am Essentiellen Tremor leiden, bleibt!

Der Essentielle Tremor kann also auch chirurgisch behandelt werden. Bevor jedoch eine Operation in Betracht gezogen wird, sollten alle anderen zur Verfügung stehenden Möglichkeiten, dem Patienten zu helfen, ausgeschöpft sein.

Die chirurgische Behandlung des Essentiellen Tremors kann bei Patienten vorgenommen werden, deren durch den Tremor hervorgerufene Funktionsunfähigkeit die Aktivitäten des täglichen Lebens sehr stark behindert und

deren Tremor nicht auf die maximal annehmbaren Dosierungen der Medikation reagiert oder

für die die unerwünschten Nebenwirkungen der Medikamente unerträglich sind, obwohl eine Auswirkung auf den Tremor erzielt wird.

Um sicherzustellen, dass der Patient eine möglichst große Chance hat, von einer Operation zu profitieren, werden im Vorfeld gründliche Untersuchungen durchgeführt. Es ist wichtig, das der Patient sich in einem guten körperlichen und psychischen Allgemeinzustand befindet.

Der chirurgische Eingriff erfolgt am Gehirn, immer auf der gegenüberliegenden Seite der Tremorsymptome. Der Eingriff kann auch auf beiden Seiten vorgenommen werden, wenn der Patient den Tremor beidseitig hat.

Arzt, Patient und die Familie müssen zusammenarbeiten, um die möglichen Gefahren gegen den möglichen Nutzen einer chirurgischen Behandlung abzuwägen.

Es gibt zwei unterschiedliche, chirurgische Behandlungsmethoden, die hier im Einzelnen näher beschrieben werden.

Die Thalamotomie

Bevor es die erst seit einigen Jahren bestehende Möglichkeit der elektronischen Thalamusstimulation gab (siehe zweite OP-Möglichkeit), war die Thalamotomie die einzige Möglichkeit, den Essentiellen Tremor chirurgisch zu beeinflussen.

Bei der stereotaktischen Thalamotomie wird ein ausgewählter Teil des Thalamus (Areal im Gehirn) gezielt chirurgisch zerstört. Es handelt sich um eine kontrollierte Zerstörung des Gehirngewebes.

Der Thalamus befindet sich tief innerhalb des Gehirns und wird in die Steuerung der Bewegungen einbezogen. Er ist der Bereich im Gehirn, der den Tremor produziert.

Für diese OP benötigt der Neurochirurg eine spezielle Ausrüstung (Stereotaxie-Gerät, nähere Erkäuterungen hierzu finden sie unter der zweiten Operationsmöglichkeit), um das Gehirn dreidimensional darzustellen. Dadurch ist es möglich, genau die erforderlichen Koordinaten festzulegen, um den ventralen Zwischenkern (Vim) des Thalamus exakt zu erreichen.

Der Thalamus liegt nahe anderen wichtigen Strukturen im Gehirn. Deshalb muss der Neurochirurg sehr genau arbeiten, um diese wichtigen Bereiche nicht zu verletzen. Bei der Thalamotomie besteht die Gefahr, permanente Nebenwirkungen wie z.B. Probleme mit dem Sprechen und der Taubheit gewisser Körperregionen, Verletzungen der Sehbahn, Lähmung der gegenüberliegenden Körperseite und eine geistige Verwirrtheit hervorzurufen.

Beidseitige Thalamotomien werden wegen der hohen Risikorate nicht empfohlen!

Während meiner Telefon-Sprechstunde donnerstags kommt es immer wieder vor, dass verzweifelte und medikamentös austherapierte ET-Patienten mir erzählen, Ihr Arzt hätte ihnen von einer chirurgischen Behandlung des Tremors abgeraten, weil man von schrecklichen Schäden (s.o.) gehört habe. Ich nehme an, dass solche Äußerungen sich aufgrund des höheren Risikos permanente Schäden hervorzurufen, auf eben diese Thalamotomie bezogen und nicht unbedingt auf die im Folgenden beschriebene Thalamusstimulation, bei der die Risiken jedenfalls geringer sind.

Die Elektronische Thalamusstimulation

Die elektrische Thalamusstimulation wird auch Tremorsteuertherapie, Hirnschrittmacher oder DBS (Deep Brain Stimulation) genannt

Die elektronische Thalamusstimulation ahmt die positiven Effekte der chirurgischen Thalamotomie nach. Sie hat jedoch den Vorteil, dass bei der OP kein Hirngewebe zerstört wird sondern eine Stimulationselektrode in den Thalamus implantiert wird. Ein zusätzlicher Vorteil dieser Operationsmethode ist, dass die Implantation rückgängig gemacht werden kann, falls der erhoffte Erfolg dieser Therapie ausbleibt.

Bei der Thalamusstimulation werden elektrische Impulse verwendet, um die körpereigenen, krankhaften Gehirnsignale des Patienten zu stören oder zu „überlagern", die den Tremor verursachen.

Die DBS umfasst eine dünne Isolierleitung mit Elektroden, die in den Thalamus des Gehirns implantiert wird. Die Leitung wird mittels einer Verlängerungsleitung (Extension) an einen unterhalb des Schlüsselbeins implantierten Impulsgenerator (auch IPG oder Neurostimulator genannt) angeschlossen, der eine Batterie und eine Elektronik hat. Alle Teile des Systems werden unter die Haut implantiert.

Der Neurostimulator erzeugt milde elektrische Impulse, die über die Extensionsleitung an die Elektroden der Isolierleitung im Gehirn gesendet werden und so zielgerichtet die Zellen im Thalamus erreichen.

Diese elektrischen Impulse blockieren die fehlerhaften, hirneigenen Impulse, die die Ursache für den Tremor darstellen. Bestimmte Nervenzellen sind überaktiv und verursachen so die unkontrollierbaren Muskelerregungen bei Patienten, die am Essentiellen Tremor leiden. Die elektrische Stimulation behindert diese anormale Aktivität – sie überlagert die körpereigenen Impulse.

Die Stimulation kann, je nach dem persönlichen Bedarf des Patienten, erhöht oder verringert werden. Indem die Stimulation justiert wird, kann für jeden Patienten individuell die erforderliche Menge der Tremorsteuerung mit den wenigsten Nebenwirkungen eingestellt werden.

Das System kann ausgeschaltet oder auch wieder chirurgisch entfernt werden. Mit der elektronischen Thalamusstimulation wird der Tremor des Patienten zwar behandelt, die zugrundeliegende Ursache des Essentiellen Tremors wird dadurch jedoch nicht kuriert!

Gängige Systeme für die Elektrostimulation werden zur Zeit durch die Firma Medtronic, Filiale Düsseldorf, hergestellt und vertrieben.

Das System wird von einem Neurochirurgen, der sich auf die funktionelle Stereotaktik spezialisiert hat, implantiert. D.h. er hat sich auf Operationen spezialisiert, die die Funktionen des Zentralnervensystems verbessern.

Die Phasen der Implantation

Um dem Patienten nun das Neurostimulatorsystem zu implantieren, bedarf es zwei Operationen.

Während der ersten Operation wird die 1,2 Millimeter dünne Elektrode mit ihren vier elektrischen Kontakten in einem spezifischen Bereich des Gehirns, dem Thalamus, implantiert.

Die Implantation der Elektrode in eine Gehirnhälfte wird für die Tremorlinderung der gegenüberliegenden Körperseite durchgeführt (gekreuzt, kontralateral). Das heißt, um den Tremor der rechten Hand zu beeinflussen, wird die Operation in der linken Gehirnhälfte durchgeführt und umgekehrt.

Für die OP benötigt der Neurochirurg eine spezielle Ausrüstung, um das Gehirn dreidimensional darzustellen und das Ziel exakt zu lokalisieren. Zu dieser Ausrüstung gehört das Zielgerät (Stereotaxie-Gerät).

Am Kopf des Patienten wird ein zum Zielgerät gehörender Ring angelegt. Dadurch werden die Bezugspunkte des Stereotaxie-Gerätes zum Gehirn so fixiert, dass mit Hilfe moderner Bildgebungsverfahren, wie z.B. der Kernspin- und der Computertomographie sowie spezieller Röntgenaufnahmen, die erforderlichen Koordinaten festgelegt werden können, um die anschließende Navigation zum Zielpunkt – dem ventralen Zwischenkern (VIM) des Thalamus – tief innerhalb des Gehirns exakt zu ermöglichen.

Der Patient muss während der Hauptphase der Operation wach und aufmerksam sein, damit der Neurochirurg und ein Neurologe, der auf Bewegungsstörungen spezialisiert ist, die Stimulation prüfen können, um die Tremorunterdrückung zu maximieren und Nebenwirkungen herabzusetzen.

Der Patient muss demonstrieren, wie gut der Tremor unterdrückt wird, indem er beispielsweise den Arm ausstreckt oder ein Glas hält, was ohne die erfolgreiche Stimulation nicht möglich wäre. Außerdem muss der Patient über evtl. Nebenwirkungen berichten.

Eine Vollnarkose könnte den Tremor temporär (kurzzeitig) unterdrücken und die Testung während der Operation unmöglich machen. Diese Testung ist jedoch der ausschlaggebende Teil der Operation, um die Elektrode am richtigen Ort zu implantieren.

Moderne Narkosemittel, deren Wirkung sofort aufhört, wenn die Injektion gestoppt wird, werden neuerdings bei vielen Patienten verwendet, um die Zeit der unangenehmen

Fixierung des Zielgerätes zu überbrücken und die Aufregung des Patienten während der Planungsphase zu vermeiden.

Im Laufe des Eingriffs wird ein kleines Loch mit einem Durchmesser von sieben Millimetern in den Schädelknochen gebohrt. Dieser Eingriff erfolgt unter lokaler Betäubung der Kopfhaut.

Die hochpräzise Implantation der Elektrode erfolgt dann durch das Bohrloch über einen Zugangsweg, der – wie oben beschrieben – am Computerbildschirm simuliert wird.

Wenn die Elektrode dann am errechneten Zielort platziert ist, beginnt die Teststimulation. Hierfür wird ein kleiner externer Teststimulator verwendet, der genauso arbeitet, wie der später zu implantierende Impulsgenerator.

Sofern der Tremor des Patienten während der Teststimulation unterdrückt werden kann und die Operation somit erfolgversprechend verlaufen ist, wird die Isolierleitung mit den Elektroden implantiert und die erste Operation wird beendet.

In einer anschließenden Testphase von ein paar Tagen wird mit Hilfe des externen Teststimulators die Wirksamkeit der Therapie fortlaufend getestet. Diese Prüfung hilft, den Nutzen der weiteren Implantation zu sichern, bei der dann der Impulsgenerator eingesetzt wird. Rein theoretisch könnten die durch die Elektrode verursachten minimalen Schwellungen im Gehirn, eine Wirksamkeit der Stimulation während der ersten Operation nur vortäuschen – deshalb gibt es diese Testphase.

Die Implantation des Impulsgenerators (IPG, Neurostimu-lator) wird dann unter Vollnarkose durchgeführt. Der Neu-rostimulator ist etwa doppelt so groß, wie eine Streichholz-schachtel. Er wird unter die Haut (subkutan) in den Bereich des Schlüsselbeines implantiert.

Des Weiteren wird ein Kabel (Extensionsleitung) subkutan verlegt, das von der Elektrode (s. OP I) zum Impulsgenerator führt. Diese Extensionsleitung verläuft unterhalb der Haut vom Austrittsort der im Gehirn implantieren Elektrodenlei-tung am Schädel entlang hinter dem Ohr am Hals herunter zum Impulsgenerator. Der Impulsgenerator liefert nun un-unterbrochene elektrische, hochfrequente Signale über die implantierte Elektrode an den Thalamus.

Diese Signale justieren die Steuermeldungen des Thalamus für die Bewegung und dienen somit dazu, den Tremor zu un-terdrücken.

Umgang mit dem implantierten System

Zur Justierung des Impulsgenerators programmiert der Arzt auf einem Computer die Intensität und die Frequenz der für den Patienten erforderlichen Stimulation, um den Tremor bei möglichst geringen Nebenwirkungen zu unterdrücken.

Der Computer kommuniziert dann drahtlos durch Radi-ofrequenz über einen Programmierkopf, der in Höhe des implantierten Impulsgenerators auf die Haut des Patienten aufgelegt wird.

Somit kann für jeden Patienten die individuell notwendige Stimulation eingestellt werden.

Die Patienten können den Impulsgenerator selbst ein- und ausschalten und zwischen hoher und niedriger Stimulationsdosierung wechseln, indem sie einen speziellen Handmagneten für ein oder zwei Sekunden von außen über den implantierten Impulsgenerator führen. Z.B. können sie die Stimulation bei Stress erhöhen und zum Schlafengehen ausschalten.

Die Lebensdauer der Batterie des Neurostimulators schwankt, abhängig von den Parametereinstellungen und der Anzahl der Stunden, die der Neurostimulator an jedem Tag angeschaltet ist. Die geschätzte Lebensdauer beträgt ungefähr drei bis fünf Jahre bei typischen Einstellungen und 16 Stunden Gebrauch pro Tag.

Wenn die Batterie des Neurostimulators gewechselt werden muss, wird der alte Neurostimulator durch einen völlig neuen ersetzt – die Extensionsleitung und die Leitung mit der Elektrode werden nicht ersetzt.

Patienten, denen tagsüber häufig mal Ruhephasen möglich sind, in denen sie das System ausschalten, können dadurch eine längere Lebensdauer der Batterie erreichen.

Die Thalamusstimulation für beide Körperseiten

Bei Patienten, die beidseitig einen Tremor haben, besteht die Möglichkeit, die Thalamusstimulation für beide Seiten durchzuführen.

In diesen Fällen kann ein Neurostimulator verwendet werden, an den beide implantierte Elektroden (1 Elektrode von der rechten und 1 Elektrode von der linken Hirnhälfte) angeschlossen werden können.

Somit wird die Implantation eines zweiten Impulsgenerators überflüssig.

Bestandteile des DBS-Systems

Stimulationseinheit:

Die Stimulationseinheit umfasst das komplette implantierte System zur Tremorsteuertherapie. Das System schließt eine Leitung mit Elektrode, eine Verlängerung der Leitung (Extension) und einen Impulsgenerator (IPG, Neurostimulator) mit ein.

Impulsgenerator (IPG, Neurostimulator):

Der Neurostimulator ist ein kleines Gerät, das niedrige Stufen elektrischer Impulse zur implantierten Elektrode im Gehirn schickt.
Wie ein Schrittmacher, enthält das IPG eine spezielle Batterie und eine Elektronik, um diese Impulse herzustellen.
Für die Tremorsteuertherapie wird das IPG unter der Haut unterhalb des Schlüsselbeins implantiert und an eine Extensions-/Verlängerungsleitung angeschlossen, die zur implantierten Elektrodenleitung führt.

Stimulationselektrode:

Eine dünne Isolierleitung mit Elektroden (elektrische Kontakte) an der Spitze. Bei der Tremorsteuertherapie wird die Leitung mit den Elektroden an der zu stimulierenden Stelle im Gehirn implantiert.

Computer/Programmierkonsole:

Die Programmierkonsole erlaubt dem Arzt, die elektrischen Impulseinstellungen zur Justierung am implantierten Impulsgenerator (IPG) drahtlos zu programmieren.

Teststimulator:

Der Teststimulator wird für die Teststimulation verwendet, bei der während der ersten Operation die Wirksamkeit bzw. der Erfolg der Stimulation getestet wird.
Den gleichen Nutzen findet der Teststimulator während der Testphase vor der zweiten Operation.
Er wird extern (außerhalb des Körpers) eingesetzt und nicht implantiert.

Handmagnet:

Mit dem Handmagneten kann der Patient den implantierten Neurostimulator ein- und ausschalten.

Nutzen der elektronischen Thalamusstimulation (DBS)

Die Thalamusstimulation führt in 85 % - 90 % der Fälle zu einer deutlichen Verringerung des Tremors bis hin zum völligen Verschwinden.[18]

Somit erfahren einige Patienten fast eine komplette Entlastung vom Tremor für die stimulierte Seite, während andere eine teilweise oder gar keine Entlastung erfahren.

Die Thalamusstimulation hat den zusätzlichen Vorteil "der Justierbarkeit". Die Stimulation kann stärker oder schwächer eingestellt werden, um einen Kompromiss bei der Einstellung zwischen der erforderlichen Symptomentlastung (Tremorverringerung) und den Nebenwirkungen zu finden, bzw. diese beiden Parameter miteinander zu optimieren.

Die Thalamusstimulation zerstört kein Gehirngewebe. Weil die Nervenbahnen nicht zerstört werden, haben die Patienten, die mit der Thalamusstimulation behandelt werden, ihre zukünftigen Optionen offengehalten, während neue Therapien entwickelt werden.

Viele Patienten können mit der Thalamusstimulation wieder Aktivitäten ausführen, die sie vor der Therapie nicht mehr ausführen konnten. Wie z.B. eine Suppe mit dem Löffel essen, aus einer Tasse oder einem Glas trinken, schreiben, sich rasieren usw.

Nebenwirkungen der DBS

Die Nebenwirkungen der Thalamusstimulation sind im Allgemeinen gering und können normalerweise gesteuert werden, indem die Stimulation justiert wird.

Die möglichen Nebenwirkungen umfassen Sprachstörungen (Dysarthrie), Sehstörungen, Prickelempfindung (Parästhesien), Schwäche auf der durch die Stimulation unterstützte Seite des Körpers (geringfügige Lähmungen (Paresen) oder eine Störung des Gleichgewichts.

Über 6 % der Patienten berichten von Erfahrungen mit Problemen beim Sprechen (Dysarthrie) oder mit permanenten, jedoch erträglichen, ungewöhnlichen Empfindungen, wie Betäubung oder Prickeln im Kopf und in den Händen (Parästhesien). Andere verspüren gelegentlich etwas Übelkeit.

Operationsrisiken der DBS

Wie bei den meisten Operationen, bezieht auch diese Operation Gefahren mit ein – nicht zuletzt handelt es sich ja um eine Operation am Gehirn. Die Patienten sollten die möglichen Gefahren und den entgegenstehenden Nutzen mit ihrem Arzt besprechen.

Jedoch sind die Risiken einer stereotaktischen Hirnoperation wesentlich geringer, da sie durch den kleinen Zugangsweg durch das Bohrloch minimal-invasiv sind im Vergleich zu anderen Hirnoperationen, bei denen die Schädeldecke geöffnet wird.

Da der Patient während der Operation wach ist, können zudem möglicherweise auftretende Komplikationen schnell erkannt werden.

In seltenen Fällen kann es zu Hirnblutungen durch das Einführen der Elektroden kommen. Diese Blutungen können zu vorübergehenden oder bleibenden Hirnfunktionsstörungen führen. Auch Infektionen des Gehirns können nicht ausgeschlossen werden.

Das Risiko, einen dauerhaften Schaden durch die Operation zu erleiden, liegt jedoch nur bei etwa 1-3%. Das Risiko steigt, wenn die Operation in beiden Hirnhälften durchgeführt wird.[19]

Weitere Fragen zur DBS?

Im Folgenden lesen Sie die für die Patientenanwärter dieser Operationsmethode wichtigen Fragen und Antworten, die noch nicht durch die vorangegangenen Beschreibungen beantwortet sind:

Welche Gefahren sind mit dieser Therapie verbunden?

Gefahren, die die Operation in sich birgt, sind Gehirnblutung, Infektion und Krämpfe. Gefahren, die mit der Systemeinheit verbunden sind, umfassen Infektionen, Wirkungsverlust und Leitungsbruch.
Obgleich diese Gefahren ernst sein können, treten sie sehr selten auf, und sie können normalerweise erfolgreich gehandhabt werden, damit keine langfristigen Probleme daraus entstehen.

*Wieviele Patienten werden aktuell mit der Thalamusstimu-
lation behandelt?*

Weltweit profitieren mittlerweile tausende von Patienten von
der elektronischen Thalamusstimulation.

*An wen können Patienten sich wenden, um diese Operati-
on durchführen zu lassen oder mehr über sie zu erfahren?*

Um Kliniken zu finden, die den Tremor in ihrer Nähe mit der
Thalamusstimulation behandeln, sollten Patienten mit einem
Neurologen in Verbindung treten, der auf Bewegungsstörun-
gen spezialisiert ist.
Diese findet man in Deutschland meistens in den großen
Universitätskliniken. (siehe hierzu auch Kapitel „Spezialam-
bulanzen")

Welche Geschichte hat die Thalamusstimulation?

Die elektrische Stimulation wird von Neurologen und von
Neurochirurgen seit mehr als 50 Jahren verwendet, um spezifische Areale im Gehirn zu lokalisieren und zu unterscheiden.

Während dieser Untersuchungen wurde entdeckt, dass die
Stimulation eines Teiles des Thalamus einen starken Tremor
schnell und drastisch unterdrückte.

Die Thalamusstimulation an sich ist jedoch eine ziemlich
neue Behandlungsmethode, um den Tremor zu unterdrücken.

Die Thalamusstimulation ist weitgehend erforscht worden, um eine wirkungsvolle, sichere und reversible (kann rückgängig gemacht werden) Behandlung für den Parkinsontremor und den Essentiellen Tremor zu erhalten.

Die erste systematische Studie für die Elektrostimulation tiefsitzender Bereiche oder Strukturen des Gehirns bei Bewegungsstörungen wurde 1987, von Prof. Alim-Louis Benabid, in Grenoble, Frankreich begonnen.

Diese Therapie wird in Europa seit den 80er Jahren (Frankreich, Schweiz, Italien) angewandt. In Deutschland wurde die Elektrostimulation des Thalamus zur Behandlung des Essentiellen Tremors erstmalig in der Neurochirurgischen Klinik der Universitätskliniken des Saarlandes in Homburg im November 1993 eingesetzt. In Australien und Kanada wird sie seit 1995 und in den USA seit 1997 angewandt.

Das System basiert auf der Herzschrittmachertechnologie, die für die Neurostimulation des Gehirns angepasst wurde.

Die Herzschrittmachertechnologie ist auch für die Elektrostimulation des Rückenmarks angepasst worden, die seit 1967 bei Patienten eingesetzt wird, die unter chronischen unbeeinflussbaren Schmerzen des Rumpfes und der Glieder leiden.

Muss der Patient nach der Implantation zur Nachuntersuchungen?

Während des ersten Monats nach der Operation, muss der Patient zur ambulanten Kontrolle. Dort werden die Stimulationsparameter nachjustiert, um die Tremorunterdrückung zu optimieren und die Nebenwirkungen herabzusetzen. Es folgen dann Routineanschlussuntersuchungen, in denen das System erforderlichenfalls nachjustiert werden kann.

Können andere Leute die Bestandteile des Systems sehen?

Die Stimulationselektrode, die Verlängerungsleitung und der Neurostimulator sind in den Körper implantiert und somit von anderen Leuten nicht zu sehen. Den Handmagneten bewahren Sie in Ihrer Wohnung auf oder, wenn Sie ihn auswärts mitnehmen, beispielsweise in der Hosentasche.

Bei schlanken Patienten kann der Neurostimulator als kleine Ausbuchtung unter der Haut wahrnehmbar sein, aber man kann ihn nicht durch die Kleidung sehen.

Durch die Verbindung der Isolierleitung mit der Verlängerungsleitung am Schädel, entsteht eine kleine Beule an der Seite des Kopfes des Patienten. Diese ist jedoch normalerweise durch das Haar verdeckt.

Wie fühlt sich die Stimulation an?

Die meisten Patienten fühlen die Stimulation nicht die ganze Zeit, aber sie fühlen die tremorlindernde Wirkung der Stimulation.

In dem Moment, in dem die Stimulation eingeschaltet wird, verspüren die Patienten normalerweise eine kurze Prickelempfindung, die sich wie ein leichter Stromstoß anfühlen kann. Dieses hört sich jedoch schlimmer an, als es in Wirklichkeit ist – man hat sich schnell daran gewöhnt.

Wann kann der Patient nach der Operation wieder ein normales Leben beginnen?

Den meisten Patienten geht es schnell wieder gut und sie haben wenig Unannehmlichkeiten durch den Heilungsprozess.

Jedoch raten die Ärzte den Patienten, für einige Wochen nach der Implantation Anstrengungen zu vermeiden und auch keine schweren Gegenstände zu heben.

Bis man sich von dem Eingriff in den Körper völlig erholt hat und wieder fit fühlt, vergehen nach meiner eigenen Erfahrung ca. 6 Monate, was nicht heißen soll, dass man nicht nach ca. 3 Monaten wieder arbeiten gehen kann. Diese Zeit braucht man auch, um die Tatsache zu verarbeiten, dass man nun einen Fremdkörper im Körper und im Gehirn hat.

Der große Nutzen der Therapie lässt diese Gedanken jedoch bald in den Hintergrund rücken!

Macht das System irgendwelche Geräusche – können andere Personen es hören?

Nein.

Können Kredit- oder Scheckkarten durch den Handmagneten beschädigt werden?

Der Handmagnet, mit dem man das System ein- und ausschalten kann, kann verschlüsselte Informationen auf Kredit-/Scheckkarten löschen.

Deshalb sollten die Patienten den Magneten mindestens 15 Zentimeter entfernt von diesen Karten aufbewahren und es nicht gemeinsam mit dem Portemonnaie in der Handtasche aufbewahren.

Ich selbst musste schon neue Karten bei der Bank beantragen, weil ich versehentlich das Magnet zu nah am Portemonnaie aufbewahrt habe. Das ist dann ärgerlich.

Beeinflusst das Magnet Computer, CDs und andere elektronische Geräte?

Das Magnet kann Informationen auf Computerfestplatten und Videokassetten löschen. Es ist ratsam, den Magneten auch von diesen Teilen fern zu halten.

Ist das implantierte System in der Nähe von Elektronik sicher?

Die meisten Elektrogeräte, die im normalen Alltag vorkommen, schädigen das System nicht. Dieses schließt Haushaltsgeräte, Computer, Büromaschinen, normale Telefone und Haushaltsradios ein. Spezielle Stromkreise innerhalb des Neurostimulators schützen es vor extremem elektrischen Einfluss.

Wenn der Neurostimulator jedoch in die Nähe gewisser Magnetfelder kommt, könnte der Neurostimulator z.B. an- oder ausgestellt werden.

Das System kann auf bestimmte starke magnetische Felder reagieren. Diebstahldetektoren und Flughafen-/Sicherheitseinrichtungen haben genügend magnetische Kraft, unangenehme Zunahmen der Stimulation zu verursachen. Diese sollten auf jeden Fall gemieden werden!

Sie erhalten von Ihrem Neurochirurgen nach der Implantation einen Ausweis, den Sie dem Sicherheitspersonal am Flughafen vorlegen können, damit Sie nicht durch die Sicherheitsschleuse gehen müssen.

Sie erhalten bei der Herstellerfirma des Systems genaue, detaillierte Sicherheitsinformationen. Die Adresse der Firma Medtronic finden Sie im Kapitel „Weitergehende Auskünfte".

Können die Patienten sich als Träger eines Neurostimulators ausweisen?

Patienten, die das System implantiert bekommen haben, erhalten von ihrem Arzt eine Ausweiskarte. Die Karte enthält die Serien- und Artikelnummer der Bestandteile der Stimulationseinheit sowie den Namen des Patienten und den Namen des Arztes.
Diese Karte sollten die Patienten ständig bei sich tragen. Im Falle eines Unfalles erklärt die Karte den Helfern, dass die Person ein implantiertes medizinisches Gerät hat. Die Notfallärzte sollten dann mit dem Behandelnden Arzt oder der Herstellerfirma des Gerätes Kontakt aufnehmen, weil gewisse Untersuchungs- und Behandlungsmethoden bei Patienten mit einem implantierten Neurostimulator nicht durchgeführt werden dürfen.
Die Karte kann auch vorgezeigt werden, wenn der Patient

durch die Sicherheitskontrollen an Flughäfen will, die den Neurostimulator verstellen können.

Können alle medizinischen Untersuchungen und Behandlungen trotz des implantierten Systems durchgeführt werden?

Nein, nicht alle. Die Patienten sollten ihren Arzt oder im Notfall auch die Herstellerfirma des Gerätes befragen, bevor sie eine ärztliche Behandlung durchführen lassen (z.B. Kernspintomographie, Ultraschall, Diathermie (Tiefenwärme), Mammographie und Herzdefibrillation).
Einige Behandlungsmethoden, die eine Tiefenwärme (Diathermie) erzeugen, dürfen **nicht** angewendet werden. Die Tiefenwärme kann zu erheblichen Schäden führen und für den Patienten sogar lebensgefährlich werden!

Wenn ein medizinischer Test oder eine Behandlung angestrebt wird, sollte der untersuchende Arzt über das implantierte System auf jeden Fall aufgeklärt werden.

Motorisches Training - Neuropsychologie

Bei Patienten, die mit Unsicherheiten oder Störungen der Motorik konfrontiert sind – wozu auch der Essentielle Tremor zählt – führen Kompensationsstrategien des Gehirns häufig zu einer Vergrößerung des Handicaps.

Diese Kompensationsstrategien des Gehirns sind dem Patienten nicht bewusst. Das Gehirn sucht automatisch nach Wegen, die motorischen Störungen auszugleichen.

Die EKN (Entwicklungsgruppe Klinische Neuropsychologie) als Teil der neuropsychologischen Abteilung des Krankenhauses München-Bogenhausen, hat unter der Leitung von Prof. Dr. Norbert Mai (†07.05.2000) ein spezielles motorisches Training entwickelt, bei dem bei bewusster Entspannung der Armmuskulatur Tätigkeiten ausgeführt werden können, die dem Patienten sonst schlecht möglich oder sogar unmöglich sind.

Da diese Therapie schon bei vielen Patienten Erfolg gebracht hat, zeigt sie, dass die ansonsten ausgeprägten Störungen zum Teil die Konsequenz ungeeigneter Kompensationen darstellen.

Das Team sucht bei Patienten mit motorischen Störungen experimentell nach Bedingungen, in denen die motorischen Störungen nicht oder weniger stark ausgeprägt sind.

So fanden sie unter anderem, dass kognitive Faktoren, wie die wahrgenommene Gefahr einer Handlung – die z.B. beim Ergreifen einer Glasflasche größer ist, als beim Ergreifen einer

Plastikflasche – selbst schwere Koordinationsstörungen nach Hirnschädigung beeinflussen oder modulieren können.

Es liegt nahe, solche Erkenntnisse für eine therapeutische Beeinflussung der Motorik zu nutzen.

Der Trainingsansatz ist allgemein bei motorischen Störungen einsetzbar, wird vom Team der EKN aber primär als Schreibkrampftraining angeboten.

Es handelt sich nicht um ein direktes Training für ET-Patienten, jedoch können sich auch diese Patienten gerne an das Team wenden. Zudem haben auch einige Patienten mit Schreibkrampf einen Essentiellen Tremor.

Der Tremor selbst wird dadurch nicht kuriert, jedoch können die Bewegungsstörungen in ihrem Ausmaß bei kontinuierlichem Training reduziert werden.

Die Kontaktadresse der EKN ist hier im Buch unter den Spezialambulanzen mit aufgeführt.

Akupunktur

Die Akupunktur hat ihren Ursprung in der traditionellen chinesischen Medizin (TCM).

Die TCM basiert auf der Vorstellung von einer im Körper fließenden Lebenskraft – der Lebensenergie. Der Fluss dieser Lebensenergie beeinflusst lt. TCM wichtige Körperfunktionen, wie beispielsweise die der inneren Organe, wie die Verdauung und die Atmung, aber auch das Immunsystem und die Muskelbewegungen.

Durch den Körper ziehen Energiebahnen – die auch Meridiane genannt werden – die ihn mit der lebensnotwendigen Energie versorgen.

Nach der Vorstellung der TCM fließt die Lebensenergie in Harmonie, wenn man gesund ist - wenn man krank ist, ist der Fluss der Energie gestört oder blockiert.

Bei der Akupunktur werden Akupunkturpunkte auf den Energiebahnen „genadelt", um die Energieflüsse zu beeinflussen, damit diese wieder in Harmonie fließen.

Meines Wissens liegen derzeit noch keine gesicherten Erkenntnisse einer wirkungsvollen Tremorverringerung beim Essentiellen Tremor durch die Behandlung mit Akupunktur vor. Die Zukunft wird zeigen, ob mit der Akupunktur auch der Essentielle Tremor erfolgreich behandelt werden kann.

Es wäre wünschenswert, dass hierzu anerkannte Studien durchgeführt würden, die die Wirkung auf den ET be- oder widerlegen würden.

Die Kosten für die große Palette an Heilmethoden, deren positive Wirkung auf bestimmte Krankheiten noch nicht nachgewiesen wurden, wird von den Krankenkassen nicht übernommen.

Anerkannte Studien würden verhindern, dass verzweifelte ET-Erkrankte viel Geld für Behandlungsmethoden ausgeben, die ihnen unter Umständen gar nicht helfen.

Wenngleich wir natürlich alle hoffen, dass die Akupunktur zukünftig auch für uns am Essentiellen Tremor Erkrankten eine wirkungsvolle Behandlungsmethode darstellt.

Psychotherapie

Ebenso wie bei anderen chronischen Krankheiten, müssen auch die am Essentiellen Tremor Erkrankten die durch die motorischen Funktionseinschränkungen hervorgerufenen Probleme bewältigen.

Je nach Persönlichkeit – aber sicher auch dem Schweregrad des Tremors – gelingt es den Betroffenen unterschiedlich gut, ihre Krankheit zu verarbeiten.

Betroffene, die Probleme mit der Bewältigung des Essentiellen Tremors haben und sich starke Sorgen über Ihre Zukunft und den Fortgang der Erkrankung machen, sollten sich an einen Therapeuten wenden, der Erfahrung in der Therapie chronisch Kranker hat.

Zudem bringt der Tremor die Betroffenen oftmals in kompromittierende Situationen, die sie in der Folge dann oft zu vermeiden versuchen. Diese Vermeidungsstrategie führt nicht selten zum sozialen Rückzug, welcher im schlimmsten Fall eine totale Isolation von der Umwelt zur Folge haben kann.

In diesen Fällen kann eine Verhaltenstherapie, bei der dem Betroffenen Wege aufgezeigt werden, wie er mit gewissen Situationen besser umgehen kann, sicher helfen.

Entspannungstechniken

Einige vom Essentiellen Tremor Betroffene berichten, dass Entspannungstechniken, wie z.B. Meditation oder autogenes Training ihren Tremor positiv beeinflussen.

Entspannungstechniken kurieren die zugrundeliegende Ursache des Essentiellen Tremors nicht. Jedoch können sie helfen lernen, Stress, der ja bekanntermaßen den Tremor verstärkt, besser zu kompensieren.

Autogenes Training

Das Autogene Training, zählt zu den am weitest verbreiteten Methoden zur Selbstbeeinflussung und Entspannung. Es wurde vom deutschen Neurologen Johannes Schultz entwickelt.

Ein Mensch lebt nur dann gesund, wenn das Wechselspiel von Spannung und Entspannung in Gleichklang ist. Dieses Verhältnis ist bei vielen Menschen gestört, weil sie in einer „Dauerspannung" leben. Das Autogene Training bietet dagegen die Möglichkeit, eine körperliche und seelische Entspannung zu erreichen.

Das Autogene Training baut in mehreren Stufen aufeinander auf, sodass man nach entsprechender Übung kurze Pausen dazu nutzen kann, Nervosität und Anspannung abzubauen und seine Muskelspannung, seinen Puls und seine Atmung zu beeinflussen.

Einige Volkshochschulen, Sportvereine, Therapeuten und Ärzte bieten Kurse an, in denen das autogene Training erlernt werden kann!

Das Autogene Training behebt die Ursache des Essentiellen Tremors nicht. Jedoch stellt es eine wertvolle Hilfe dar, den täglichen tremorverstärkenden Stress etwas besser zu kompensieren.

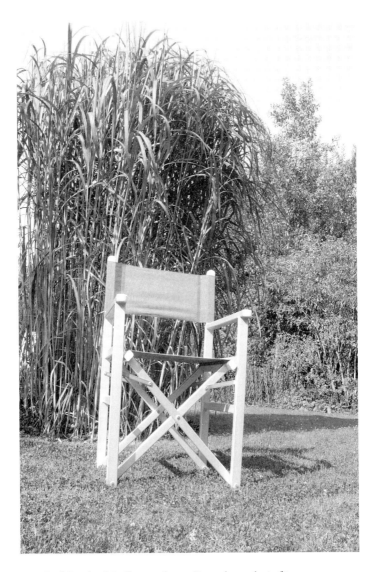

Ein Stuhl – die häufig ersehnte Sitzgelegenheit für OT-Patienten

Foto: © Gabi Wittland 2003

Medikamentöse Behandlung des Orthostatischen Tremors

Bei der Behandlung des orthostatischen Tremors kommen folgende Medikamente zum Einsatz:[20]

Gabapentin	(1200-2400 mg Tagesdosis)
L-Dopa	(187-750 mg Tagesdosis)
Primidon	(62,5-500 mg Tagesdosis)
Clonazepam	(1,5-6 mg Tagesdosis)

Beschreibungen der aufgeführten Medikamente, die auch bei der Behandlung des Essentiellen Tremors verwendet werden, finden Sie im Kapitel „Medikamentöse Behandlung des Essentiellen Tremors".

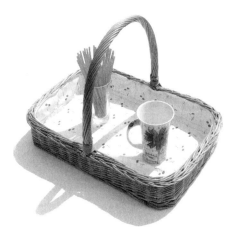

Tablett mit Tragebügel

Foto:
© Henrik Wittland 2003

Großer Kaffeebecher

Foto:
© Henrik Wittland 2003

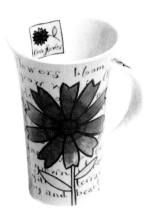

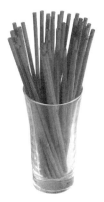

Trinkstrohhalme

Foto:
© Henrik Wittland 2003

Ratschläge & Tipps

Einleitung

In diesem Kapitel finden Sie einige Ratschläge und Tipps zum besseren Umgang mit dem Essentiellen Tremor. Ich würde mich freuen, wenn der ein oder andere Tipp Ihnen persönlich weiterhilft. Dennoch muss natürlich jeder seinen eigenen, ganz individuellen Weg finden, mit seiner Krankheit umzugehen.

Viele dieser Ratschläge sind aus meinen eigenen Erfahrungen und aus meinen Fehlern erwachsen. Und obwohl ich Ihnen hier diese Ratschläge gebe, schaffe ich es selbst auch nicht immer, alle zu beherzigen.

Keine Diagnose? – Erste Schritte

Was können Sie tun, wenn Sie über einen längeren Zeitraum ein störendes oder ein behinderndes Zittern haben und dieses noch nicht zurfriedenstellend von einem Arzt abgeklärt wurde?

Das Wichtigste zuerst: Egal, wie ein Tremor / ein Zittern verursacht wird, erscheinen viele Probleme, die wiederum der Tremor dann verursacht, bei allen Betroffenen ähnlich. Auch, wenn Sie meinen, dass Sie Ihre Problematik in den Beschreibungen des Essentiellen Tremors in diesem Buch wiederfinden, ist es gefährlich, deshalb Rückschlüsse auf die eigene Symptomatik zu ziehen und Eigendiagnostik zu betreiben!

Es bedarf einer genauen medizinischen Untersuchung, um den jeweils auftretenden Tremor eines Patienten einer bestimmten Krankheit zuordnen zu können.

Eine Reihe von tremorverursachenden Krankheiten, zu denen auch der Morbus Wilson gehört, bedürfen einer dringenden Behandlung!

Lassen Sie keine wertvolle Zeit unnütz verstreichen, in der Ihnen – gerade zu Beginn mancher Erkrankungen – effektiv geholfen werden kann und das Zittern obendrein verringert oder gar beseitigt werden kann.

Ihr erster Schritt sollte sein: Wenden Sie sich an Ihren Hausarzt, damit er mögliche Ursachen, wie z.B. eine Schilddrüsenstörung ausschließt.

Wenn der Hausarzt die in seiner Möglichkeit stehenden Untersuchungen durchgeführt hat und keine Ursache für Ihr Zittern gefunden hat, wird er Sie an einen Neurologen überweisen. Ein Neurologe ist ein Facharzt, der sich auf die Erkrankungen des zentralen, peripheren und vegetativen Nervensystems sowie der Muskulatur spezialisiert hat.

* Geben Sie sich niemals einfach mit der lapidaren Auskunft zufrieden „Bekommen Sie erst einmal Ihre seelischen Probleme in den Griff, dann wird auch Ihr Tremor verschwinden.". Denn auch solch eine Aussage beinhaltet eine Diagnose, mit der man einen Patienten nicht "im Regen stehen lässt".

Niemand rennt gleich zum Arzt, wenn er ein paar schlechte Tage hat und dabei ein wenig zittert. In der Regel suchen Tremor-Betroffene erst dann den Arzt auf, wenn sie schon längere Zeit unter dem Zittern leiden. An der Dauer lässt sich unschwer erkennen, dass der Betroffene das Problem scheinbar nicht von selbst lösen kann – sei es nun physischer oder psychischer Natur.

Es mag im Einzelfall schwierig sein, zu erkennen, ob das Zittern eines Betroffenen die Folge oder die Ursache seelischer Probleme ist. Deshalb gehört ein nicht abgeklärter Tremor immer von einem Neurologen untersucht, der sich mit der Diagnostik und Therapie von Bewegungsstörungen auskennt.

Wenn Ihr Neurologe Unterstützung in der Diagnostik und Therapie benötigen sollte, wird er Sie an eine der Spezialsprechstunden für Bewegungsstörungen überweisen, die meist in den Uni-Kliniken abgehalten werden. Hier im Ratgeber finden Sie eine Liste der Spezialambulanzen unter dem gleichnamigen Kapitel.

Um eine der Spezialsprechstunden in den Uni-Kliniken aufsuchen zu können, benötigen Sie unbedingt eine Überweisung Ihres niedergelassenen Neurologen.

In der Klinik werden weitere mögliche Erkrankungen als Ursache für Ihren Tremor ausgeschlossen und Ihr Tremor nochmals genau von einem Spezialisten für Bewegungsstörungen untersucht. Nachdem dann eine Diagnose gestellt wurde, wird Ihnen in der Regel ein Therapievorschlag unterbreitet und Ihr Neurologe erhält einen Bericht.

Anschließend wird Ihr Neurologe nochmals die Ergebnisse der Untersuchungen und den Therapievorschlag mit Ihnen besprechen. Es kann sein, dass Sie nach einer gewissen Therapiedauer nochmals zur Kontrolle und evtl. zu weiteren Therapievorschlägen in der Klinik vorstellig werden müssen.

Die Patienten sprechen sehr unterschiedlich auf die verschiedenen Medikamente an. Verzweifeln Sie nicht gleich, wenn der erste Medikamentenversuch nicht positiv verläuft. Niemand kann vorhersehen, ob Ihr Essentieller Tremor mit einem bestimmten Medikament günstig beeinflusst werden kann, oder nicht. Auch wenn es noch so schwer fällt, Geduld ist dann oberstes Gebot!

Sie sollten nun eine Diagnose erhalten haben und sich, falls Ihr Essentieller Tremor Sie im Alltag behindert, in Behandlung befinden. Dieses ist der Idealfall.

In der Realität erreichen die Betroffenen diesen Punkt leider oft erst über einen langen, steinigen Weg. Bei Problemen kann ein offenes Gespräch mit dem behandelnden Arzt oder aber das Einholen von Ratschlägen anderer Betroffener helfen.

Zudem können Sie selbst einiges beitragen, was Ihren Tremor günstig beeinflusst, wie z.B. das Erlernen von Entspannungstechniken. Auch der Austausch mit anderen Betroffenen ist sehr hilfreich. Über diese Themen erfahren Sie in den anderen Kapiteln mehr.

Die Wahl des richtigen Neurologen

Gerade bei Betroffenen chronischer Erkrankungen ist es wichtig, dass diese sich bei ihrem betreuenden Arzt gut aufgehoben fühlen, schließlich sollte im Idealfall ein langjähriges Arzt-Patient-Verhältniss entstehen.

Die Neurologie ist ein breit gefächertes medizinisches Fachgebiet, deshalb ist es wichtig, dass Sie sich einen Neurologen suchen, der sich auf Bewegungsstörungen spezialisiert hat oder sich zumindest sehr gut damit auskennt. Ihr Neurologe sollte auch nicht davor zurückscheuen, einen Kollegen zu Rate zu ziehen. Solch ein Arzt weiß aufgrund seiner Erfahrungen auch um die Probleme, die ein Tremor verursachen kann und versteht die Sorgen und Nöte seiner Patienten.

Denn nur, wenn Sie sich bei Ihrem Arzt gut aufgehoben fühlen, können Sie ihm auch auf der gemeinsamen und oftmals nicht einfachen Suche nach dem richtigen Medikament zur Behandlung Ihres Tremors vertrauen.

Leider berichten Betroffene immer wieder, dass ihr Arzt Unverständnis darüber zeigte, wie verzweifelt sie wegen ihres Tremors waren. Äußerungen, wie "Der Essentielle Tremor ist keine richtige Krankheit, das ist alles modernes Gerede!" oder "Es müsste Sie doch beruhigen, dass man am Essentiellen Tremor nicht sterben kann!" sind unqualifiziert und den Patienten gegenüber ignorant – schließlich leiden sie ja unter ihrer – oftmals erheblichen – motorischen Funktionseinschränkung.

Gegenäußerungen, wie "Dem wünsche ich auch mal einen Tag mit dem Tremor!" sind die verständlichen Reaktion der Betroffenen.

Da stellt sich die Frage, ab wann ein Symptom, wenn auch unbekannter Ursache, der Definition "Krankheit" zugeordnet werden darf. Weil ein Mensch gesund ist, nimmt er ja schließlich keine – zum Teil sehr starke – Medikamente ein. Und weil ein Mensch gesund ist, unterzieht er sich gewiss auch keiner Hirnoperation.

Fragt sich, ob solche Äußerungen die Fassade darstellen, hinter der Unwissenheit oder die Machtlosigkeit in den Therapiemöglichkeiten versteckt werden. Dem Patienten jedenfalls wäre mit etwas mehr Zuwendung besser geholfen.

Die Aussage, dass am ET noch niemand gestorben ist, ist sicherlich oft gut gemeint, denn wenn ein Patient das erste Mal etwas vom „Essentiellen Tremor" hört, sagt ihm das ja nicht unbedingt etwas. Es kommt also darauf an, in welchem Kontext der Arzt dem Patienten erklärt, dass er an seiner Krankheit nicht sterben wird. Zur Erstaufklärung gehört diese Aufklärung sicherlich hinzu.

Hingegen einem Patienten, der womöglich einen starken Essentiellen Tremor hat und verzweifelt ist, weil er wirklich keinen Weg mehr sieht, wie er mit dem Tremor leben kann, zu sagen „Zumindest sterben Sie nicht daran!" ist ganz sicher der falsche Weg!

Denn, was hilft diese Erkenntnis, wenn ein stark Betroffener zu Hause im stillen Kämmerlein sitzt und seinen Tee mit dem Strohhalm trinken muss?

Eine echte Behinderung – aber keine Krankheit?

Fazit: Wie man einen Tremor auch immer definieren oder einordnen mag, fest steht, die Betroffenen haben teilweise immense Probleme durch den Tremor, die einer Hilfe bedürfen!

Deshalb suchen Sie sich einen Arzt, der mehr Verständnis und Weitblick zeigt und Sie nicht mit Ihrem Tremor alleine lässt, wenn die Therapie sich schwierig gestaltet!

Ein gutes Arzt-Patient-Verhältniss auf einer gesunden Vertrauensbasis ist unerlässlich. Der Arzt sollte Sie als einen ebenbürtigen Menschen behandeln, der seine Hilfe benötigt und auch ein Recht auf Aufklärung hat. Er sollte auch zuhören können und auf Ihre Fragen eingehen und Sie als mündigen Patienten behandeln.

Der Idealfall wäre, wenn der behandelnde Arzt – auf Wunsch seiner Patienten – Kontakte untereinander herstellen würde. Vielfach wird die Erfüllung dieser Bitte mit der Begründung der Schweigepflicht verwehrt. Wir alle wissen aber, dass es auch Wege gibt, die Schweigepflicht einzuhalten und trotzdem Kontakt unter Patienten mit der gleichen chronischen Krankheit herzustellen. Diese Wege erfordern vielleicht nur etwas mehr Initiative.

Vielleicht würde eine angestellte Arzthelferin gerne hierfür ein bisschen Zeit aufbringen und die Patienten würden es ihr mit Sicherheit danken!

Bereiten Sie sich auf Ihren Arztbesuch vor!

Wenn Sie das erste Mal Ihren Arzt aufsuchen, um Ihren Tremor abklären zu lassen, sollten Sie sich vorher selbst ein paar Fragen stellen. Denn je mehr gezielte Informationen Sie Ihrem Arzt bei Ihrem Ersttermin geben können, desto besser wird er Ihren Tremor und Ihre Situation einschätzen können. Nehmen Sie sich hierfür ein paar Minuten Zeit:

Skizzieren Sie Ihre Vorgeschichte

Führen Sie chronische Erkrankungen und besonders erwähnenswerte Vorerkrankungen oder Ereignisse auf.

_____

_____

_____

_____

_____

_____

_____

_____

_____

_____

_____

_____

Nehmen Sie irgendwelche Medikamente?
Wenn ja, welche?

_____

_____

_____

_____

_____

Sind weitere Familienmitglieder (Eltern, Geschwister,
Großeltern, Kinder) von einem Tremor betroffen?
Wenn ja, welche Diagnose wurde bei ihnen gestellt?

_____

_____

_____

Wenn Ihre Familienmitglieder sich in ärztlicher
Behandlung damit befinden, führen Sie Ihre
Medikamente auf.

_____

_____

_____

Schätzen Sie Ihre Symptome ein

Wann haben Sie das erste Mal das Zittern bei sich
bemerkt? Geben Sie hierfür ungefähr das Lebensjahr
an, in dem Sie sich befanden. Beschreiben Sie aus
Ihrer Erinnerung:

_____

_____

_____

_____

_____

_____

_____

Trat das Zittern das erste Mal plötzlich stark
(Tremoratacke) auf oder "schlich es sich langsam ein"
und wurde im Laufe der Zeit langsam stärker?

_____

_____

_____

Geben Sie die vom Zittern betroffenen Körperregionen an: Hände/Arme, Kopf/Hals, Beine, Stimme, Rumpf...

_____

_____

_____

_____

_____

Wenn mehrere Körperregionen vom Zittern betroffen sind, wie war der Verlauf?
Z.B. zuerst die Hände, dann der Kopf oder zuerst die rechte Hand, dann der Kopf und dann die linke Hand. Beschreiben Sie:

_____

_____

_____

_____

_____

_____

Wann tritt das Zittern auf, wie äußert es sich?
Nur unter Stress?
Immer bei Tätigkeiten mit dem betroffenen Körperteil
(z.B. Hände beim Trinken, Essen, Schreiben ...)?
Wenn Sie den Arm nach vorne ausstrecken und die
Finger spreizen?
Wenn Sie keine Tätigkeit mit der Hand ausführen;
in Ruhe, wenn die Hände ruhig im Schoss liegen?
Beschreiben Sie:

_____

_____

_____

_____

_____

_____

Haben Sie den Tremor nur in den Beinen, und ist
dieser nur im Stehen vorhanden ist, wenn Sie sich
bspw. in einer Warteschlange anstellen müssen?
Wenn ja, beschreiben Sie:

_____

_____

_____

Wenn Sie einen Kopftremor haben:
Sind Sie von anderen Personen auf Ihren Kopftremor
aufmerksam gemacht worden, bevor Sie ihn selbst
bemerkt haben?
Ist Ihr Kopftremor eher ein „Ja/Ja"- oder ein „Nein/
Nein"-Tremor?
Beschreiben Sie Ihren Kopftremor:

Haben Sie zusätzlich zum Tremor des Kopfes auch
krampfartige Kopffehlstellungen?
Wenn ja, beschreiben Sie:

Leiden Sie an anderen, krampfartigen
Körperfehlstellungen?
Wenn ja, beschreiben sie diese:

Wie wirkt Alkohol sich auf Ihren Tremor aus?
Wird Ihr Zittern durch den Genuss einer kleinen
Menge Alkohol schwächer oder eher stärker?
Haben Sie nach dem Genuss von Alkohol eine
Verschlimmerung Ihrer Tremorsymptome?
Beschreiben Sie:

_____

_____

_____

_____

Haben Sie weitere gesundheitliche Probleme,
die hier nicht aufgeführt sind, in denen Sie einen
Zusammenhang zu Ihrem Tremor sehen?
Beschreiben Sie diese:

_____

_____

_____

_____

_____

_____

Wie wirkt Ihr Tremor sich auf Ihre Lebensqualität aus?

Bei welchen alltäglichen Verrichtungen behindert Ihr Tremor Sie? Z.B. Zuknöpfen eines Hemdes, Rasieren, Schreiben, Essen oder Trinken? Beschreiben Sie diese:

_____

_____

_____

_____

_____

_____

Haben Sie wegen des Zitterns schon des öfteren Einladungen, bspw. zum Essen, abgesagt? Beschreiben Sie die Problematik:

_____

_____

_____

_____

Meiden Sie wegen des Zitterns z.B. Behördengänge,
bei denen Sie Formulare ausfüllen müssen?
Hatten Sie diesbezüglich schon negative Erlebnisse?
Beschreiben Sie diese:

_____

_____

_____

_____

Behindert Ihr Tremor Sie in Schule, Studium oder
Beruf?
Wenn ja, wie stark behindert Ihr Tremor Sie bspw.
bei der Ausübung Ihrer beruflich oder schulisch
geforderten motorischen Fertigkeiten?

_____

_____

_____

_____

_____

_____

Wurden Sie schon häufiger von anderen Personen auf
Ihr Zittern angesprochen?
Beschreiben Sie die Situationen, ob sie negativ oder
positiv verlaufen sind:

_____

_____

_____

_____

_____

_____

_____

Haben Sie gelernt, Ihren Tremor als einen Teil von
Ihnen zu akzeptieren?

_____

_____

_____

_____

_____

Meiden Sie wegen Ihres Kopftremors z.B. Friseur- oder Zahnarztbesuche?
Beschreiben Sie die Problematik:

_____

_____

_____

_____

Wird Ihr Tremor von Ihrer Umgebung (Familie, Freunde, Schulkollegen, Arbeitskollegen oder Vorgesetzten akzeptiert?

_____

_____

Sprechen Sie offen über Ihren Tremor?

_____

Was würden Sie sagen, zu wieviel Prozent Ihr Tremor Ihre Feinmotorik einschränkt?

_____

Was würden Sie sagen, zu wieviel Prozent Ihr Tremor Ihre Lebensqualität beeinträchtigt?

_____

Fertigen Sie Schrift- und Zeichenproben an:

Zeichnen Sie jeweils mit der rechten und der linken Hand eine Spirale von innen nach außen in den Linienzwischenräumen nach – langsam, ohne die zeichnende Hand auf dem Tisch aufzustützen.

Rechte Hand:

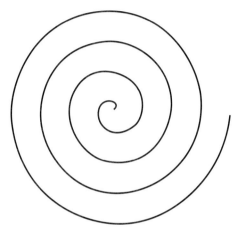

Linke Hand:

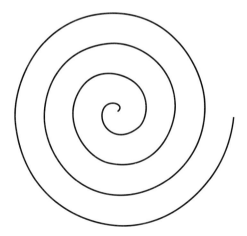

Zeichnen Sie mit der rechten Hand und der linken Hand jeweils selbst zwei Linien in die Linienzwischenräume – langsam, ohne die zeichnende Hand auf dem Tisch aufzustützen.

Rechte Hand:

Linke Hand:

Erstellen Sie eine Schriftprobe mit Ihrer Schreibhand. Kennzeichnen Sie die Schriftprobe, mit "rechts" oder "links". (Irgendein Satz, bspw. "Meine Stadt ist eine schöne Stadt.")

Wenn Sie einen PC mit Internetzugang besitzen, können Sie sich auch einen vorbereiteten Fragebogen aus dem Tremor.org InfoWeb herunterladen, dieser ist jedoch nicht so ausführlich.

Sie können diesen Ratgeber mit den von Ihnen beantworteten Fragen, Zeichen- und Schriftproben zu Ihrem Arztbesuch mitnehmen. Sie werden eine wertvolle Hilfe für Ihren Arzt zur Einschätzung Ihres Tremors sein.

Dokumentieren Sie Ihre Krankengeschichte

Da der Essentielle Tremor eine chronische Erkrankung mit einem üblicherweise fortschreitenden Verlauf ist, ist es sinnvoll, wenn Sie den Verlauf Ihrer Krankengeschichte dokumentieren.

Sie werden im Laufe der Jahre immer wieder von den Ärzten gefragt, wann der Tremor begann, wie er sich entwickelte, welche Untersuchungen bereits durchgeführt wurden, welche Therapien – vor allem die medikamentösen – Sie gegen den Tremor ausprobiert haben und ob und wann Sie evtl. in irgendwelchen Spezialambulanzen für Bewegungsstörungen vorstellig waren oder ob Sie wegen des Tremors bereits Klinikaufenthalte hinter sich haben.

Das kann man sich unmöglich alles über Jahre hinweg merken, vor allem nicht die getesteten Dosierungen der Medikamente.

Deshalb schlage ich Ihnen vor, sich folgende Dinge zu notieren:

Verlaufskontrolle Ihres Tremors

Welche Körperregionen fingen wann an zu Zittern? Merken Sie sich auch, ab wann Sie bestimmte wichtige Tätigkeiten nicht mehr wegen des Tremors ausführen konnten.
Fertigen Sie in Abständen (z.B. alle zwei Jahre) Zeichen- und Schriftproben, wie im Kapitel "Bereiten Sie sich auf Ihren Arztbesuch vor!" an.
Das dokumentiert Ihren Handtremor sehr gut.

Therapiekontrolle

Schreiben Sie auf, welche Medikamente Sie zur Behandlung Ihres Tremors eingenommen haben. Merken Sie sich die Medikamentennamen, die eingenommenen Dosierungen, die Dauer der Einnahme, evtl. aufgetretene Unverträglichkeiten oder Nebenwirkungen und den Erfolg oder Nichterfolg der Therapie.
(siehe hierzu auch im Kapitel „Die medikamentöse Behandlung des Essentiellen Tremors").

Dokumentieren Sie Ihre Arztbesuche

Merken Sie sich, welche Ärzte- und Kliniken Sie wegen Ihres Tremors aufgesucht haben, welche Untersuchungen durchgeführt wurden, welche Diagnosen gestellt wurden und welche Therapien angeregt oder durchgeführt wurden.

Kopien der Arztberichte

Lassen Sie sich immer auch eine Kopie der Arztberichte für Ihre Unterlagen geben. Wenn Sie dann mal einen anderen Arzt aufsuchen oder in die Klinik müssen, entfällt das lästige Zusammensuchen oder Erbetteln der Berichte.

ET & Lebensstil

Ein Patentrezept, wie Betroffene mit dem Tremor umgehen sollten, gibt es nicht!

Jeder Einzelne bekommt gewöhnlich sehr genau zu spüren, welche Gewohnheiten seinen Tremor verstärken und wird diese zwingend ändern oder reduzieren.

Bei einigen ET-Betroffenen verstärkt der Genuss von Koffein und Nikotin den Tremor temporär, deshalb sollten diese Betroffenen weitgehend auf solche Genussmittel verzichten.

Die Einnahme einer kleinen Menge Alkohol kann zu einer Verringerung des Tremors führen. Jedoch kommt es am folgenden Tag zu einer Rückstoßverschlechterung der Tremor-Symptome. Allein diese Tatsache zeigt, dass ein regelmäßiger Alkoholgenuss keine Lösung darstellt. Der Genuss von etwas Alkohol stellt zwar keine Gefahr für die meisten Leute dar, kann aber zur Alkoholabhängigkeit bei hierfür empfänglichen Personen führen.

Aufregung, Stress, Trauer, Unsicherheit, Witterungsverhältnisse und das allgemeine Wohlbefinden führen zu einer erheblichen Verstärkung des Tremors. Diese Faktoren sind Bestandteile des täglichen Lebens eines jeden und lassen sich nur in geringem Maße beeinflussen. Für den ET-Patienten ist es deshalb besonders wichtig, sich geeignete Kompensationsmaßnahmen anzueignen. Eine gute Möglichkeit stellt hierfür das Autogene Training dar.

Der soziale Rückzug ist eine denkbar schlechte Lösung. Sie sollten Vertrauen zu Ihrem engsten Umfeld aufbauen und mit diesem über die Schwierigkeiten reden, die Sie durch die Funktionseinschränkung haben. Für das ein oder andere Problem lässt sich vielleicht gemeinsam eine Lösung finden.

Für das körperliche Wohlbefinden ist Sport sehr wichtig, deshalb sollten Sie nach der für Sie geeigneten Sportart suchen. Körperliche Anstrengung führt zwar zu einer kurzzeitigen (temporären) Verstärkung des Tremors, welche aber zurückgeht, sobald Sie sich ausgeruht haben. Sie brauchen keine Angst zu haben, dadurch Ihren Tremor auf Dauer zu verstärken.

Einige ET-Betroffene berichten von einer Tremorverstärkung bei extremer Hitze. Beobachten Sie, ob Ihr Tremor sich nach einem heißen Wannenbad oder beim Sonnenbaden verstärkt. Vielleicht haben Sie bisher gar nicht darüber nachgedacht, warum ihr Tremor manchmal plötzlich stärker wird.

ET & Psyche

Was hat der Essentielle Tremor mit der Psyche zu tun?

Viel! Obwohl die Frage eigentlich genauer lauten sollte: "Was hat **ein** Tremor mit der Psyche zu tun?"

Bei dieser Aussage soll es nicht um die Ursache des Essentiellen Tremors gehen, sondern um tremorverstärkende, psychische Einflüsse.

Betroffene, die unter den unterschiedlichsten tremorauslösenden Krankheiten leiden, berichten, dass ihr Tremor unter Stress, Angst, Ärger aber auch Freude kurzzeitig stärker wird. Und das ist auch beim Essentiellen Tremor der Fall.

Diese Tremorverstärkung wird von den Betroffenen oftmals als schlimmer empfunden, als der eigentliche Tremor Grundtremor selbst, der unter Umständen gar nicht so stark ist, wenn der Betroffene nicht unter Stress steht.

Auf dem Amt eine Unterschrift leisten, obwohl die Hand zittert, oder auch ein Restaurantbesuch löst bei vielen Tremor-Betroffenen schon im Voraus Stress aus. Es ist ihnen peinlich, dass sie zittern und das setzt sie so sehr unter Stress, dass sie versuchen, diese Besuche einzuschränken.

Doch wenn Sie einmal mit dieser Vermeidungsstrategie anfangen, geraten Sie in einen endlosen Kreislauf, der alles noch viel schlimmer macht.

Wenn Sie heute einen Restaurantbesuch vermeiden, weil Sie Angst haben, durch Ihr Zittern aufzufallen, dann bedeutet der nächste Restaurantbesuch, dem Sie sich vielleicht nicht entziehen können, eine viel größere Hürde für Sie. Denn schon vorher baut sich ein Unwohlsein auf, dort hinzugehen. Und garantiert wird Ihr Tremor durch dieses Ängste um ein Vielfaches stärker. Dieser Restaurantbesuch wird Ihnen in keiner guten Erinnerung bleiben und schon Angst vor dem nächsten kompromittierenden Ereignis säen.

Das kann ein endlose Kreislauf werden, dem Sie sich dann vielleicht nicht mehr ohne fremde Hilfe entziehen können.

Ohne diese Vermeidungsstrategie wäre Ihr Tremor belastend genug, keine Frage, aber mit, wird er unerträglich.

Darum tun Sie sich selbst den Gefallen, vermeiden Sie den sozialen Rückzug und gehen Sie trotzdem unter Leute, auch wenn es manchmal schwer fällt.

ET & Selbstbewusstsein

Trainieren Sie Ihr Selbstbewusstsein!

In aller Regel können Personen, die unter einem Tremor leiden, über eine Vielzahl kompromittierender Erlebnisse berichten. Diese Ereignisse brennen sich, wie bereits oben berichtet, negativ in die Erinnerungen ein. Auf Dauer kann der Tremor das Selbstbewusstsein der Betroffenen daher stark reduzieren.

Das Wissen um und über die eigene Krankheit und die Auseinandersetzung mit ihr - auch durch Erfahrungsaustausch mit anderen Betroffenen - stärkt Ihr Selbstwertgefühl!

Sie wissen jetzt, dass Sie nicht alleine mit der Krankheit leben müssen und dass es vielen Anderen auch so ergeht, wie Ihnen.

Die Aufklärung der Bevölkerung über den Essentiellen Tremor wird sein Übriges tun. Denn es ist leichter, sich zu einer Krankheit zu bekennen, die andere auch verstehen können.

ET & Alkohol

Was hat Alkohol mit dem Essentiellen Tremor zu tun?

Viele Tremor-Betroffene berichten, dass Sie von anderen Personen angesprochen wurden, ob sie Alkoholiker seien. Diese Personen fühlten sich in ihrer Annahme bestätigt, weil der Tremor des ET-Betroffenen nach dem Genuss eines Bierchens tatsächlich schwächer wurde.

Mit solchen pauschalen Äußerungen oder Meinungsbildungen sollte man vorsichtiger umgehen. Der Essentielle Tremor verringert sich zwar bei einer großen Anzahl von ET-Betroffenen bei Alkoholgenuss. Das hat jedoch nichts damit zu tun, dass ein Alkoholiker sein nächstes Bierchen braucht.

Ebenso, wie viele der im Kapitel „Die medikamentöse Behandlung des Essentiellen Tremors" aufgeführten Medikamente hat Alkohol auch eine zentral dämpfende Wirkung! Als Therapeutikum kommt es natürlich aufgrund der großen Suchtgefährdung nicht in Betracht.

Ärzte, die sich mit dem Essentiellen Tremor auskennen, fragen oft aus diagnostischen Gründen, ob der Tremor nach Alkoholkonsum geringer wird, weil bei einem Großteil der Essentiellen Tremor Patienten der Tremor durch die Einnahme von Alkhol aufgrund seiner zentral dämpfenden Wirkung geringer wird. Zwar verhält sich das nicht bei allen ET-Patienten so, aber es gibt auch tremorproduzierende Krankheiten, bei denen Alkohol nicht hilft oder sogar den Tremor verstärkt.

Diese Auskunft kann für Ihren Arzt ein wichtiger Hinweis für die Einordnung Ihres Tremors sein. Fühlen Sie sich also nicht ungerecht behandelt, wenn Ihr Arzt Ihnen diese Frage stellt, denn sie dient berechtigten diagnostischen Zwecken.

Nochmals, aufgrund des hohen Suchtpotentials ist Alkohol als Therapeutikum natürlich nicht geeignet!

Gerade bei Betroffenen, deren Tremor durch Medikamente nicht beherrschbar ist, ist die Versuchung groß, den Alkohol als Therapeutikum einzusetzen.

Einige ET-Betroffene berichteten im Tremor.Org-WebForum davon. Und bei allen fing es gleich an. Einen beruflichen Gesprächstermin oder eine Einladung zum Essen – nicht wissen „wie", weil die Motorik nicht mitspielt – ein kleines Gläschen – letztes Mal hat es ja auch so gut funktioniert – und schon waren sie in der Tretmühle eingefangen.

Niemand kann sich davon freisprechen, dass ihm das nicht auch passieren könnte, wenn der Alkohol das einzige Mittel darstellt, das den Tremor reduziert!

Dieser „Erfolg" ist jedoch sehr kurzweilig. Erstens haben Betroffene des Essentiellen Tremors nach dem Genuss von Alkohol eine Rückstoßverschlimmerung, das heißt, hinterher ist der Tremor schlimmer als zuvor und zweitens führt diese

"Therapie" unweigerlich in die Alkoholsucht, und deren Folgen kennen wir.

Trinken Sie Alkohol nicht als grundsätzliche Tremor-Therapie! Suchen Sie nach anderen Möglichkeiten, alltägliche Situationen und andere belastende Momente zu meistern. Fragen Sie lieber Ihren Arzt nach einer Bedarfsmedikation, die Sie nur in besonders belastenden Situationen nehmen können.

Zu feierlichen Anlässen oder auch, wenn Sie mal Essen gehen, ist gegen den Genuss von Wein oder Bier ebenso wenig einzuwenden, wie bei jedem Gesunden. Und auch nicht dagegen, in diesen Momenten die Tremorverringerung zu genießen. Das sollte aber nicht zur täglichen Routine werden. Nutzen Sie diese Möglichkeit nur, wenn Sie hiermit verantwortungsvoll umgehen können!

Denken Sie immer daran, wenn Sie den Alkohol nicht als Therapeutikum missbrauchen, erhalten Sie sich diese kleine „Hilfe" ein Leben lang.

ET & Umgang mit anderen Menschen

Wie offen kann man mit dem ET umgehen?

Wie offen Sie mit Ihrem Tremor umgehen können, ist sehr stark von Ihrer eigenen Persönlichkeit aber auch von Ihrem jeweiligen Gegenüber und der entsprechenden Situation abhängig. Nicht jede Situation ist so gelegen, dass man sich und seinen Tremor erst erklären kann.

Der Essentielle Tremor ist eine Krankheit, und Sie müssen sich dafür nicht schämen!

Zwingen Sie sich nicht zu Gesprächen, zu denen Sie eigentlich gar nicht bereit sind. Jedoch ist es häufig so, dass ein offenes Wort manch kompromittierende Situation erspart hätte und Ihnen vielleicht zukünftig bisher unerwartete Erleichterungen bringen würde.

Menschen, die Sie kennen, werden Sie weiterhin soviel oder sowenig schätzen, wie sie es immer getan haben.

Wie die Öffentlichkeit, z.B. die Bankangestellte oder der Verkäufer an der Supermarktkasse beim Bezahlen mit Karte und Unterschrift reagieren, hängt sehr von der Persönlichkeit dieser Leute ab. Sie können mit der Aussage "Entschuldigung, meine Unterschrift sieht jeden Tag anders aus, weil ich einen Essentiellen Tremor habe!" zur Zeit leider noch nicht viel anfangen.

Überbewerten Sie aber auch nicht die Reaktionen Unwissender, denn teilweise ist sicherlich deren Umgang mit Ihrem Tremor ein Spiegel Ihres eigenen Umganges damit. Was heißen soll, wenn Sie unsicher wirken, reagiert auch Ihr Gegenüber menschlicherweise in den unterschiedlichsten Ausprägungen unsicher.

Lassen Sie sich von Ihren Gefühlen leiten, denn so falsch können die nicht sein!

ET & Trauer um den Verlust der Feinmotorik

ET & Nichts geht mehr? – Trauer um den Verlust der "Fein"motorik!

Eine chronische Krankheit bedeutet für viele Betroffene automatisch eine große Belastung. Es handelt sich nun mal nicht um eine Grippe, von der man nach einigen Tagen wieder genesen ist.

Je nach Schweregrad der Behinderung und der Persönlichkeit des Erkrankten ist der Druck, unter dem der Einzelne steht, unterschiedlich stark ausgeprägt.

Der Essentielle Tremor ist normalerweise eine langsam fortschreitende Krankheit, obwohl es auch Fälle gibt, bei denen der Tremor ein Leben lang schwach ausgeprägt bleibt und damit diese Betroffenen nicht stark beeinträchtigt.

Bei den Betroffenen, deren Tremor sich in seiner Ausprägung verstärkt, baut sich oft eine Trauer um den zunehmenden Verlust der Feinmotorik auf.

Nach und nach funktionieren die Dinge nicht mehr, die zuvor noch gingen, die Lebensqualität wird zunehmend beeinträchtigt. Es gibt keine besseren Bezeichnungen als "Frust" und "Trauer" für die Gefühle, die dann entstehen. Zudem baut sich Angst auf, schließlich besteht Ungewissheit über den Fortgang der Erkrankung.

Wenn die Symptome stärker werden, kann auch die stärkste Persönlichkeit manchmal vor dem "Abgrund" stehen.

Wie geht man aber nun mit dieser Trauer und diesen Ängsten um? Es wäre sicher falsch zu sagen, man solle diesen Gefühlen keinen Raum in seinem Leben geben.

Wenn das auch oberflächlich möglich wäre, im Unterbewusstsein kann man sie nicht verdrängen. Und unweigerlich würden sie früher oder später in Form irgendwelcher psychosomatischer Erkrankungen (z.B. Magenprobleme oder Panikattacken) wieder an die Oberfläche kommen, die dann auch behandelt werden müssten.

Richten Sie der Verarbeitung dieser Sorgen und dem Erleben dieser Traurigkeit einen begrenzten Raum ein. Unterdrücken Sie die Trauer nicht, wenn sie aufsteigt, aber lassen Sie sich auch nicht hineinfallen und ertrinken Sie nicht darin.

Es kann sehr hilfreich sein, Kontakt zu anderen Betroffenen zu suchen. Mit Ihnen gemeinsam können Sie über die Probleme reden und sich gegenseitig unterstützen. Denn niemand kann diese Ängste und Gefühle besser verstehen, als jemand, der sie selbst erlebt.

Bei scheinbar unlösbaren Problemen suchen Sie sich Unterstützung bei einem Therapeuten, der Erfahrung mit der Beratung chronisch Kranker hat.

Richten Sie der Trauer zeitlichen Raum ein, aber danach unternehmen Sie bitte auch wieder Dinge, an denen Sie Spaß haben. Denn davon gibt es mehr, als Sie denken!

ET & Beruf

Oftmals fühlen vom Essentiellen Tremor betroffene Berufsanfänger sich durch Ihren Tremor in ihrer Berufswahl beeinträchtigt. Sie wissen nicht, ob Ihr Tremor stärker wird und sind deshalb verunsichert, ob ihr Berufstraum durch den Tremor womöglich zum Alptraum werden könnte. Das kann Ihnen aber niemand mit Sicherheit vorhersagen!

Zumindest eine Möglichkeit ist es, sich über ähnliche Berufsbilder zu informieren, bei denen die feinmotorischen Tätigkeiten nicht so sehr im Vordergrund stehen.

Andere Betroffene stehen schon mitten im Berufsleben und ihr Tremor ist stärker ausgeprägt, als zu Beginn. Sie haben Probleme bei der Ausübung ihrer Tätigkeit, weil der Tremor sich langsam verstärkt hat und gewisse Handgriffe nun unmöglich werden.

Durch ein offenes Gespräch mit Vorgesetzten und/oder Kollegen kann bestimmt gemeinsam für manches Problem eine Lösung gefunden werden. Jedoch liegt es letztendlich an Ihnen, ob Ihr Berufsalltag für Sie in der Form noch akzeptabel ist.

"Fast alle Patienten sind sozial eingeschränkt. Bis zu 25% der Patienten müssen tremorbedingt ihren Beruf wechseln oder sich berenten lassen."[21]

Bezüglich des Jobs gibt es nichts Schlimmeres, als schon mit Bauchschmerzen zur Arbeit zu fahren, weil man Angst hat, der Tremor könnte einem wieder einen Strich durch die Rechnung machen. Letztendlich leidet darunter das Selbstbewusstsein und das sollte man sich auf Dauer nicht antun.

Obwohl die Probleme gar nichts mit der Qualifikation des Betroffenen zu tun haben, fühlt er sich auf einmal als Versager.

Wenn diese Probleme Sie quälen, denken Sie vielleicht mal über eine Neuorientierung nach. Denn Neuorientierung bedeutet nicht zwangsläufig auch „von vorne anfangen".

Eine Neuorientierung kann auch eine Weiterbildung sein, bei der Sie die bisher durchgeführten Tätigkeiten nur noch delegieren. Denken Sie über andere oder weiterführende Tätigkeiten nach, bei denen Sie Ihr vorhandenes Wissen sinnvoll nutzen können!

ET & Prüfungen

Mit dem Tremor in die schriftliche oder praktische Prüfung? Das kann für ET-Betroffene ein Alptraum sein!

Prüfungen sind auch für jeden Gesunden eine Stress-Situation, die unter Druck setzt. Bei Tremor-Betroffenen kommt da aber noch ein ganz anderer Druck hinzu – „Wie bekomme ich den Stift auf den Prüfungsbogen?" Die Gedanken kreisen dann mehr darum, wie man überhaupt die Antworten zu Papier bringen soll, als um die Beantwortung der Fragen selbst.

Vor lauter Aufregung und Stress den Kulli gar nicht mehr aufs Blatt zu bekommen, die anderen Prüflinge emsig schreiben zu hören, die Lösungen im Kopf haben, aber nicht aufschreiben zu können - allein bei dem Gedanken stehen dem ET-Betroffenen schon die Haare zu Berge!

Das ist keine faire Ausgangsbasis.

Je nach Schweregrad des Tremors hat ein Tremor-Betroffener wesentlich weniger effektive Arbeitszeit zur Verfügung, als gesunde Personen ohne Tremor.

Deshalb stellen Sie bei Ihrem Prüfungsausschuss einen Antrag auf Zeitverlängerung und fügen Sie diesem Antrag ein aussagekräftiges, ärztliches Attest bei.

Sollten Sie allzu große Probleme mit der handschriftlichen Arbeit haben, können Sie auch einen Antrag stellen, eine Schreibhilfe benutzen zu dürfen, denn irgendwie müssen ja auch Sie die Möglichkeit der Prüfung haben können.

Sie können sich ihre Prüfung erleichtern und eine annähernd normale Ausgangsbasis schaffen. Allerdings müssen Sie dafür den Mut aufbringen, Ihr Problem offen anzusprechen. Es lohnt sich!

ET & Vererbung

Wie eingangs berichtet, besteht für die Kinder einer betroffenen Einzelpersonen eine 50%ige Gefahr, ein Gen für den Essentiellen Tremor zu erben und die Krankheit schließlich selbst zu entwickeln.

Die Anlage für den Tremor wird von einem Elternteil vererbt. Eine Anlage für eine Krankheit zu erben, heißt jedoch nicht, die Krankheit dann auch zwangsläufig selbst zu entwickeln. Es ist noch ungeklärt, ob und wenn, welche zusätzlichen Faktoren hinzukommen müssen, damit die Veranlagung dann auch zur Erkrankung führt.

Es gibt eine Menge "Tremor-Familien", in denen Mutter oder Vater den Tremor z.B. nur an eines von drei Kindern weitervererbt haben. All das zeigt, dass Sie nicht grundsätzlich davon ausgehen müssen, dass Ihr Kind den Essentiellen Tremor von Ihnen geerbt hat.

Es ist verständlich, wenn Sie sich Sorgen machen, ob Ihr Kind Ihren Essentiellen Tremor von Ihnen geerbt hat. Aber bitte reiben Sie sich nicht an dieser Vorstellung auf, das hilft weder Ihnen, noch Ihrem Kind. Für eine Krankheit kann niemand etwas, deshalb belegen Sie sich auf gar keinen Fall mit Schuldgefühlen!

Sie und Ihre Partnerin / Ihr Partner sollten einfach sensibilisiert dafür sein, dass wenn Sie bei Ihrem Kind einen Tremor bemerken, Sie Ihr Kind unterstützen und es nicht unaufgeklärt allein damit lassen.

Beobachten Sie Ihr Kind – aber nicht verbissen in der Vorahnung, dass es einen Tremor bekommt. Denn wer möchte schon ständig "beäugt" werden. Durch Ihren eigenen Tremor sind sie so für das Thema sensibilisiert, dass es Ihnen bestimmt ohne weiteres auffallen wird, wenn Ihr Kind tatsächlich einen Tremor entwickelt.

Wichtig ist, dass Ihr Kind von Ihnen darin unterstützt wird, ein gesundes Selbstbewusstsein aufzubauen und weiß, dass es von seiner Familie geliebt wird und mit Problemen immer zu Ihnen kommen kann.

Gestützt durch diese zwei Säulen wird Ihr Kind auch gute Voraussetzungen haben, im Fall der Fälle einen guten Umgang mit seinem Tremor zu erlernen. Nicht zuletzt leben Sie selbst Ihrem Kind auch schon Ihren eigenen Umgang mit Ihrem Tremor vor, das sollten Sie auch bedenken.

Sollte Ihr Kind tatsächlich einen Tremor entwickeln, klären Sie es sachlich auf, damit es versteht, dass es nichts dafür kann und seinen Tremor nicht vor Anderen verstecken muss! Es sollte in die Lage versetzt werden, altersentsprechend womöglich aufkommende Fragen anderer Personen oder Kinder zu seinem Zittern zu beantworten.

Sprechen Sie mit den Erziehern und Lehrern. Erklären Sie ihnen, dass Ihr Kind an einem Essentiellen Tremor leidet, damit sie es nicht völlig falsch einschätzen und von vornherein für nervös oder unsicher halten. Auch dieser Ratgeber kann Sie dabei unterstützen.

Die Geschichten, die viele von uns ET-Betroffenen aus ihrer Kindheit erzählen können, sind die Konsequenz aus der bisher mangelnden Aufklärung. Das muss aber heute nicht mehr so sein! Wir alle sollten Aufklärungsarbeit leisten, um unseren Kindern einen leichteren Weg zu ebnen, als wir ihn hatten.

Kopftremor & Friseur- oder Zahnarztbesuch

Viele Betroffene, die einen Kopftremor haben, berichten, dass sie Probleme mit dem Friseur- oder Zahnarztbesuch haben. Trotz, dass sie ihren Kopftremor erklärt haben, kommt es vor, dass der Friseur sagt "Jetzt aber bitte mal kurz Stillhalten". Das aber eben dieses nicht geht, wird gar nicht richtig verstanden.

Da hilft nur Aufklärung!

Wechseln Sie nicht ständig den Friseur, dann brauchen Sie nur ein Mal erklären, dass Sie den Kopf nicht still halten können, auch wenn Sie es noch so sehr wollen. Suchen Sie sich einen verständnisvollen Friseur!

Ein Zahnarzt ist auch ein Arzt und Sie können sich ihm anvertrauen. Erklären Sie ihm, dass Sie einen Kopftremor haben. Gemeinsam werden Sie eine Lösung finden, wie eine Untersuchung oder Behandlung möglich ist, ohne dass Sie Angst haben müssen, dass Ihr Zahnarzt mit seinen Instrumenten in Ihrem Mund abrutscht.

Schließen Sie sich einer Selbsthilfegruppe (SHG) an

Der Kontakt zu anderen Betroffenen kann eine wertvolle Hilfe für Sie sein. Nicht nur das Wissen um und über die eigene Krankheit, sondern auch der Erfahrungsaustausch mit anderen Betroffenen macht Sie zum "mündigen Patienten"!

Zu erfahren, wie andere Betroffene mit dem Tremor umgehen und welche Erfahrungen sie mit den verschiedenen Behandlungsmöglichkeiten gemacht haben, kann Ihnen helfen, fortan wesentlich besser mit Ihrer Krankheit umgehen zu können.

Manche Gruppen haben es sich auch zum Ziel gesetzt, zur Aufklärung der Öffentlichkeit über Ihre Krankheit beizutragen. Vielleicht haben Sie sogar Lust, sich auch bei dieser wichtigen Aufgabe zu engagieren?

Nicht zuletzt fangen Selbsthilfegruppen auch neue Ratsuchende auf, die vielleicht noch nicht so gut über ihre Krankheit unterrichtet sind und Hilfe und Unterstützung benötigen.

Kontakt zu bestehenden Selbsthilfegruppen finden Sie über die örtlichen Selbsthilfekontaktstellen, die es in den meisten Städten gibt. Die Adresse und Telefonnummer Ihrer nächsten SH-Kontaktstelle bekommen Sie über die

Nationale Kontakt- und Informationsstelle
zur Anregung und Unterstützung
von Selbsthilfegruppen (NAKOS)
Wilmersdorfer Straße 39
D-10627 Berlin
Telefon: 030/31018960
Sprechzeiten: Di, Mi, Fr 9-13 Uhr; Do 13-17 Uhr
eMail: selbsthilfe@nakos.de

Die SH-Kontaktstellen unterstützen Sie auch bei der Suche nach weiteren Betroffenen, sollte es in Ihrer Nähe noch keine SHG geben.

Sie können sich auch gerne an mich wenden, denn durch meine mittlerweile über dreijährige tremor.org-Tätigkeit habe ich Kontakte zu vielen weiteren Betroffenen, zu denen ich Kontakt für Sie herstellen kann. Im Kapitel „Weitergehende Auskünfte" finden Sie die Telefonnummer meiner Telefonsprechstunde, die ich immer donnerstags vormittags abhalte.

Kontakt zur überregionalen SHG ET finden Sie auch im Forum des Tremor.org-InfoWebs.

Tipps & Tricks

So erleichtern Sie sich den Alltag mit dem ET!

Vermeiden Sie, aus einer vollen Tasse zu trinken. Gewöhnen Sie sich an, die Tasse immer nur halbvoll zu gießen. Je offensichtlicher das zu Ihrer persönlichen Eigenart wird, desto eher werden auch Ihre Familie und Freunde Ihnen ungefragt nur noch halbvoll einschenken. Versuchen Sie es, es funktioniert wirklich!

Bitten Sie im Café oder auf Besuch um einen Kaffeebecher anstatt einer Kaffeetasse. Die großen Kaffeebecher sind einfacher zu handhaben und Sie müssen bei einem halbvollen Kaffeebecher keine Angst haben, etwas zu verschütten.

Tragen Sie immer ein paar Trink-Strohhalme bei sich in der Tasche. Diese können Sie dann bei Bedarf einfach hervorzaubern und benutzen.

Verzichten Sie auf langstielige Gläser (z.B. langstielige Sekt- und Weingläser). Das ist auf Besuch nicht immer durchführbar, kann aber bei der Anschaffung eigener Gläser berücksichtigt werden.

Führen Sie Schreibarbeiten mit einer Schreibmaschine oder einem PC aus.

Verkürzen oder vereinfachen Sie Ihre Unterschrift.

Tragen Sie einen eigenen Kugelschreiber immer bei sich, mit dem Sie gut schreiben können. Dadurch vermeiden Sie, in unangenehme Situationen gebracht zu werden, in denen Sie einen Stift in die Hand gedrückt bekommen, mit dem Sie nicht schreiben können. Denn schon der Blick auf einen Kulli, der Ihnen beispielsweise zu dünn erscheint, kann Ihren Tremor zum Eskalieren bringen.

Schaffen Sie sich für Ihren Fahrradlenker dickere, ergonomisch geformte Griffe an und tauschen Sie diese gegen die Standardgriffe aus. Das hält Ihren Handtremor einigermaßen im Zaum.

Zum Tragen von Geschirr und Gläsern schaffen Sie sich ein Tablett mit einem Tragebügel an. So ein Tablett bietet vielseitige Hilfe beim Befördern gefüllter Gläser oder Teller und erleichtert Ihnen zusätzlich das Tischdecken und -abräumen.

Sie können vor öffentlichen Veranstaltungen z.B. ein Glas Wein trinken, wenn dieses Ihren Tremor reduziert. Es sollte aber bei dem einen Glas bleiben und auch eine Ausnahmesituation darstellen. Nur, wenn Sie hiermit verantwortungsvoll umgehen können! Vorsicht: Alkoholabhängigkeit!! (siehe hierzu auch Kapitel „Rat / ET&Alkohol")

Erlernen Sie eine Entspannungstechnik, mit der Sie die „Tremorspitzen" (Tremoverstärkung) bei Stress und Aufregung abbauen können. Z.B. Autogenes Training oder Meditation.

Wenn sie das können, klären Sie Ihre Familie und gute Freunde über die Probleme auf. Wenn diese automatisch eine große Tasse hinstellen und auch nur halbvoll gießen, müssen Sie nicht jedes Mal erneut darum bitten. Das kann Ihnen manch kompromittierendes Ereignis ersparen und lässt nicht jedes Mal Ihren Tremor zum "Thema" werden.

Bei Restaurantbesuchen bitten Sie bei der Bestellung den Kellner, dass man Ihnen z.B. Ihr Steak bereits geschnitten serviert. Oder bitten Sie Ihre Partnerin oder Ihren Partner darum, ohne viel Aufhebens gleich nach dem Servieren Ihr Fleisch zu schneiden. Eine andere Möglichkeit wäre natürlich, auf "Geschnetzeltes Züricher Art" umzusteigen, aber wer hat schon immer Appetit auf das Gleiche.

Und hier noch ein wichtiger Tipp:

Es ist keine Schande, auch mal um Hilfe zu bitten, wenn Sie irgendetwas mal nicht allein bewerkstelligen können!

Ursachenforschung & Fördermittel

Für uns vom Essentiellen Tremor Betroffene kann die Ursachenforschung und damit auch die Entwicklung geeigneter medikamentöser und nicht-medikamentöser Heil- oder Therapieverfahren nicht schnell genug gehen.

Sicher wird an einigen Stellen auch nach der Ursache des Essentiellen Tremors geforscht, aber vielleicht nicht mit der Intensität, wie wir Betroffenen es uns wünschen.

In seinem Buch "Comeback" hat der am Parkinson erkrankte, berühmte Filmschauspieler Michael J. Fox zur Verteilung der Fördermittel zur Ursachenforschung folgendes geschrieben, welches ich hier gerne zitieren möchte, da es hierbei um eine grundsätzliche Förderpolitik geht:

Zitat: "Die Frage lautet nicht, ob Parkinson geheilt werden kann, sondern wann. Und die Antwort lautet: sobald uns die Gelder für die wissenschaftliche Forschung zur Verfügung stehen. Wann immer über Bundesausgaben für die medizinische Forschung gesprochen wird, scheint man anzunehmen, dass es sich um ein Nullsummenspiel handelt. Zahlreiche Interessengruppen – sei es für die Aids-, Krebs- oder Parkinson-Forschung – wetteifern um ein großes Stück vom Kuchen. Warum also erhalten einige Patientengruppen mehr als andere? Und warum werden etliche ignoriert, wenn das Geld verteilt wird? Die Antwort hat etwas mit dem Engagement der Lobbyisten zu tun, und das beginnt in der Patientengemeinschaft." Zitatende

Mit treffenderen Worten hätte ich es selbst nicht auszudrücken vermocht. Deshalb hoffe ich, Herr Fox verzeiht mir die Zitierung seiner Zeilen.

Es ist müßig darüber zu debattieren, welche Patientengruppe dringender finanzielle Unterstützung benötigt – welche vom Schicksal stärker getroffen ist – Tatsache ist, dass es auch Patienten gibt, die vom Essentiellen Tremor in ein isoliertes Dasein gezwängt werden, weil ihr Tremor sie so stark behindert, dass sie auf Hilfe angewiesen sind.

Warum also taucht der Essentielle Tremor – wenn überhaupt – immer nur in unbedeutenden Randbemerkungen auf, obwohl die führenden Wissenschaftler längst erkannt haben, dass er zu einer beträchtlichen Behinderung führen kann und eine relativ große Anzahl von Mitmenschen darunter leiden?

Am Essentiellen Tremor Erkrankten bleibt nur der Griff in Schubladen des Apothekerschrankes, in denen sich Medikamente befinden, die im Grunde nicht für Ihre Krankheit entwickelt, hergestellt und unter Umständen nichtmals dafür zugelassen wurden.

Die Bezeichnung hierfür lautet „Off-Label-Use" und bedeutet nichts anderes, als dass die Verordnung von Medikamenten, die für die Behandlung einer konkreten Erkrankung nicht zugelassen sind, außerhalb des Zulässigen ist. Wenn Ärzte uns ET-Patienten also derartige „off-label"-Medikamente verschreiben, weil diese auch eine positive Wirkung auf den Essentiellen Tremor gezeigt haben, können sie durch die Krankenkassen regresspflichtig gemacht werden. Ist das uns zahlenden Patienten und den Ärzten gegenüber fair?

Es ist für die ET-Betroffenen eine Farce, aus dem „Pool" der Epilepsiemedikamente eines zu finden, dass ihren Tremor ein wenig lindert. Die beträchtlichen Nebenwirkungen müssten bei speziell für den Essentiellen Tremor entwickelten Medikamente vielleicht gar nicht vorhanden sein – wer weiß das schon, solange nicht genügend Gelder für Ursachenforschung und Medikamentenentwicklung freigegeben werden?

Wir vom Essentiellen Tremor Betroffenen fragen uns, warum auch die Pharmaindustrie keine finanziellen Mittel aufwendet, um uns gezielter zu helfen — nach (ET)-tremorlindernden Medikamenten zu forschen oder zumindest die Zulassung für den Einsatz der bei einem Teil der Patienten hilfreichen Medikamente auch für den Essentiellen Tremor zu erlangen.

Bei einer geschätzten Betroffenenzahl von mindestens 400 pro 100.000 Menschen müsste sich das doch auszahlen.

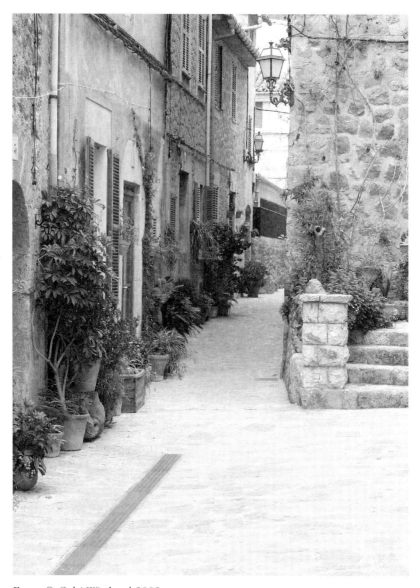

Foto: © Gabi Wittland 2002

Spezialambulanzen

In der nebenstehenden Liste sind Kliniken aufgeführt, die Spezialambulanzen für Bewegungsstörungen durchführen.

Voraussetzung, um die Spezialambulanzen der Kliniken aufsuchen zu können, ist eine Überweisung Ihres behandelnden Neurologen! In jedem Falle sollte vorher telefonisch ein Termin vereinbart werden.

Die Liste ist nach Ländern sortiert und innerhalb dessen nach PLZ-Gebieten aufsteigend sortiert.

Die Namen der Ansprechpartner in den Ambulanzen und die Ambulanzzeiten wurden bewusst aufgrund fehlenden, kurzfristigen Aktualisierungsmöglichkeiten eines gedruckten Werkes nicht genannt. Weitere Einzelheiten hierzu finden Sie im Tremor.Org-InfoWeb.

Für die Korrektheit der zur Verfügung gestellten Daten kann keine Gewähr übernommen werden. Bitte erkundigen Sie sich vor ihrem Arztbesuch, ob die Daten zutreffend sind.

Deutschland

PLZ-Gebiet D-0....

Universitätsklinikum Carl Gustav Carus
der Technischen Universität Dresden
Klinik und Poliklinik für Neurologie
Neurologische Ambulanz Haus 11a
Fetscherstraße 74
01307 Dresden
TEL: +49 (0) 351/458-2795
Spezialambulanz für Bewegungsstörungen
Botulinum-Toxin-Sprechstunde
Tiefenhirnstimulation in Zusammenarbeit mit der
neurochirurgischen Universitätsklinik TU-Dresden

Universitätsklinikum Leipzig AÖR
Klinik und Poliklinik für Neurologie
Liebigstraße 22 a
04103 Leipzig
TEL +49 (0) 341/9724-302
FAX +49 (0) 341/9724-209, 239
Spezialsprechstunden für neuromuskuläre Erkrankungen
Sprechstunde für Botulinumtoxin-Therapie auch bei
Essentiellem Tremor: Kopftremor

Martin-Luther-Universität Halle-Wittenberg
Klinikum der Medizinischen Fakultät
Klinik und Poliklinik für Neurologie
Ernst-Grube-Str. 40
06097 Halle/Saale
TEL: +49 (0) 345 / 557-2858 /2740 (Sekretariat)
FAX: +49 (0) 345 / 557-2020
Spezialambulanz für Bewegungsstörungen:
Sprechstunde für Botulinumtoxin-Therapie gelegentlich
auch bei Essentiellem Tremor: Kopftremor

Friedrich Schiller Universität Jena
Klinik und Poliklinik für Neurologie
Philosophenweg 3
07740 Jena
TEL: +49 (0) 3641 / 935-410 o. 935-243
Sprechstunde für Bewegungsstörungen

Klinikum Chemnitz
Klinik für Neurologie
Dresdner Straße 178
09131 Chemnitz
TEL: +49 (0) 371 / 333-10367 /10358 /10237 /10332
FAX: +49 (0)371 / 333-10532
Sprechstunde für Bewegungsstörungen
Botulinum-Toxin-Therapie: Kopftremor

PLZ-Gebiet D-1....

Universitätsklinikum Benjamin Franklin
Neurologische Klinik
Hindenburgdamm 30
12200 Berlin
TEL: +49 (0) 30/8445-2273
Sprechstunde für Bewegungsstörugnen
Tiefenhirnstimulation in Zusammenarbei mit der
neurochirurgischen Klinik
Botox-Sprechstunde

Klinikum Frankfurt (Oder)
Klinik für Neurochirurgie
Müllroser Chaussee 7
15236 Frankfurt (Oder)-Markendorf
TEL: +49 (0) 335 / 548-2597
FAX: +49 (0)335 / 548-3982
Funktionelle Neurochirurgie und Stereotaxie

Universität Rostock
Klinik und Poliklinik für Neurologie
Gehlsheimer Str. 20
18147 Rostock
TEL: +49 (0) 381/494-5276
FAX: +49 (0) 381/494-9605
Bewegungsstörungsambulanz

PLZ-Gebiet D-2....

Universitätsklinik Eppendorf
Neurologische Klinik und Poliklinik
Martinistraße 52
20246 Hamburg
TEL: +49 (0) 40/428 03-2780
Extrapyramidale Sprechstunde

Medizinische Universität Lübeck
Klinik für Neurologie
Ratzeburger Allee 160
23538 Lübeck
TEL: +49 (0) 451/500-2928
FAX: +49 (0) 451/500-2489
Sprechstunde für Bewegungsstörungen:
Sprechstunde für Botulinumtoxin-Therapie gelegentlich
auch bei Essentiellem Tremor: Kopf-/Halstremor

Klinik für Neurologie
Des Klinikums der Christian-Albrechts-Universität zu Kiel
Niemannsweg 147
24105 Kiel
TEL: +49 (0) 431/597-2609
Sprechstunde für Bewegungsstörungen:
Hier stellen sich bevorzugt Patienten mit schwierigen u.
unklaren Tremorerkrankungen vor.
Es gibt ein Speziallabor, in dem mit speziellen Methoden die
Ursache des Tremors untersucht wird.
Sprechstunde für Botulinumtoxin-Therapie auch bei
Essentiellem Tremor: Kopf-/Halstremor (wichtigste
Indikation), Gaumensegel- u. Stimmtremor
Terminvereinbarung Botoxsprechstd. unter:
TEL:+49 (0) 431/597-2561
Die Klinik ist in Zusammenarbeit mit der Neurochirurgie
Kiel besonders erfahren in der Tiefenhirnstimulation (DBS).

PLZ-Gebiet D-3....

Medizinische Hochschule Hannover
Neurologische Poliklinik
Carl-Neuberg-Str. 1
30625 Hannover
TEL: +49 (0) 511/532-2023
Sprechstunde für zentrale Bewegungsstörungen (Dystonie-
und Botulinumtoxinambulanz)

Klinikum Lippe-Lemgo
Klinik für Neurologie mit klinischer Neurophyiologie
Rintelner Str. 85
32657 Lemgo
TEL: +49 (0) 5261/26-4176
FAX: +49 (0) 5261/26-4104
Sprechstunden für Bewegungsstörungen:
Sprechstunde für Botulinumtoxin-Therapie auch bei
Essentiellem Tremor
Terminvereinbarung Botoxsprechstd.unter:
TEL: +49 (0) 5261/26-4177

Klinikum Kassel
Klinik für Neurologie
Mönchebergstraße 41-43
34125 Kassel
TEL +49 (0) 561 / 980-3400 /-3401 /-3402
FAX +49 (0) 561 / 980-6979
Sprechstunden für extrapyramidale Bewegungsstörungen
Präsymptomatische Untersuchungen bei genetisch
bedingten Bewegungsstörungen in Zusammenarbeit mit
dem Institut f. Humangenetik der Univ. Göttingen
Sprechstunde für Botulinumtoxin-Therapie auch bei ET
Terminvereinbarung Botoxsprechstd. unter:
TEL: +49 (0) 5 61/9 80-34 19

Neurologische Universitätsklinik mit Poliklinik
Der Philipps-Universität Marburg
Rudolf-Bultmann-Straße 8
35033 Marburg (Ortenberg)
TEL: +49 (0) 6421/286-5200
FAX: +49 (0) 6421/286-7055
Tremor-Sprechstunde

Neurologische Klinik und Poliklinik
Justus-Liebig-Universität Giessen
Ambulanz für Bewegungsstörungen
Am Steg 14
35392 Giessen
TEL: +49 (0) 641/99-45317
FAX: +49 (0) 641/99-45449
Ambulanz für Bewegungsstörungen
Die Spezialambulanz beschäftigt sich ausschließlich mit
Bewegungsstörungen (Tremor, Parkinsonsyndrom, Chorea
Huntington, Dystonie).
Neben der Beratung und medikamentösen Therapie
werden auch präoperative Untersuchungen vor
Tiefenhirnstimulations-Operationen angeboten, die in
Zusammenarbeit mit der Neurochirurgischen Klinik der
Universitäten Giessen und Heidelberg durchgeführt werden.
Botulinumtoxinsprechstunde

Gertrudis Klinik Biskirchen
Karl-Ferdinand-Broll Straße 2-4
35638 Leun-Biskirchen
TEL +49 (0) 6473 / 305-0
FAX +49 (0) 6473 / 305-57
Sprechstunde für extrapyramidalmotorische Erkrankungen

Universitätsklinikum Göttingen
Abteilung Neurologie
Robert-Koch-Str. 40
37075 Göttingen
TEL: +49 (0) 551 / 39-8484 /8485 Terminabsprache
FAX: +49 (0) 551 / 39-8405
Spezialambulanz für Bewegungsstörungen
Sprechstunde für Botulinumtoxin-Therapie auch bei
Essentiellem Tremor:(seit ca. 10 Jahren)

Otto-von-Guericke-Universität Magdeburg
Neurologische Klinik
Leipziger Strasse 44
39120 Magdeburg
TEL: +49 (0) 391/67-13484
Spezialambulanz für Bewegungsstörungen und
extrapyramidal-motorische Erkrankungen

PLZ-Gebiet D-4....

Medizinische Einrichtungen
der Heinrich-Heine-Universität Düsseldorf
MNR-Klinik
Neurologie
Gebäude 13.52
Moorenstrasse 5
40225 Düsseldorf
TEL +49 (0) 211/811-7887
FAX +49 (0) 211/811-8469
Spezialambulanz für Patienten mit Tiefenhirnstimulation
Anmeldung unter: +49 (0) 211/811-6860
Spezialambulanz für Bewegungsstörungen
Anmeldung unter: +49 (0) 211/811-7887

Neurologische Universitäts- und Poliklinik
Berufsgenossenschaftliche Kliniken Bergmannsheil
Bürkle-de-la-Camp-Platz 1
44789 Bochum
TEL: +49 (0) 234 / 302-6812, 6808
FAX: +49 (0) 234 / 302-6888
Sprechstunden für Bewegungsstörungen

Neurologische Klinik der Ruhr-Universität
im St. Josef Hospital
Gudrunstr. 56
44791 Bochum
Sekretariat TEL: +49 (0) 234 / 509-2411
Ambulanz TEL: +49 (0) 234 / 509-2420
Fax: +49 (0) 234 / 509-2414
Sprechstunde für Bewegungsstörungen
Sprechstunde für Botulinumtoxin-Therapie auch bei
Essentiellem Tremor: (seit ca. 10 Jahren)

Neurologische Klinik und Poliklinik
Universitätsklinikum Essen
Hufelandstr. 55
45122 Essen
TEL: +49 (0) 201/7232-368 Allgemeinversicherte
TEL: +49 (0) 201/7232-460 Privatversicherte
Sprechstunde für Bewegungsstörungen
Sprechstunde für Botulinumtoxin-Therapie auch bei
essentiellem Tremor

Westfälische Wilhelms-Universität Münster
Klinik und Poliklinik für Neurologie
Albert-Schweitzer-Str. 33
48149 Münster
TEL: +49 (0) 251/83-48171
Sprechstunde für Bewegungsstörungen
Botox-Sprechstunde

PLZ-Gebiet D-5....

Universitätsklinikum der RWTH Aachen
Neurologische Klinik der medizinischen Fakultät der
Rheinisch-Westfälischen Hochschule Aachen
Pauwelsstr. 30
52074 Aachen
TEL: +49 (0) 241/80-88410
Spezialsprechstunde für extrapyramidal-motorische
Erkrankungen (Bewegungsstörungen)

Medizinische Einrichtungen der Universität Bonn
Klinik und Poliklinik für Neurologie
Sigmund-Freud-Str. 25
53105 Bonn
TEL: +49 (0) 228/287-5714
FAX: +49 (0) 228/287-5024
Sprechstunde für Bewegungsstörungen:

Neurologische Universitätsklinik Mainz
Langenbeckstraße 1
55101 Mainz
TEL +49 (0) 6131/17-3110
FAX +49 (0) 6131/17-3271
Sprechstunde für Bewegungsstörungen:
Terminabsprache über Sekretariat: +49 (0) 6131/17-2226
Die Klinik führt Therapien bis hin zur Tiefenhirnstimulation
durch

PLZ-Gebiet D-6....

Klinikum der Johann Wolfgang Goethe-Universität
Klinik für Neurologie
Theodor-Stern-Kai 7
60590 Frankfurt / Main
TEL: +49 (0) 69/6301-7468
Sprechstunden für Bewegungsstörungen:
Sprechstunde für Botulinumtoxin-Therapie auch bei
Essentiellem Tremor

Klinikum der Johann Wolfgang Goethe-Universität
Klinik für Neurochirurgie
Theodor-Stern-Kai 7
60590 Frankfurt / Main
TEL: +49 (0) 69/6301-5639
Operative Behandlung in der Neurochirurgischen Klinik
Therapieverfahren: Tiefenhirnstimulation (DBS)

Parkinsonklinik Bad Nauheim
Franz-Groedel-Str. 6
61231 Bad Nauheim
TEL: +49 (0)6032/781-179
FAX: +49 (0)6032/781-192
Spezialambulanz für Bewegungsstörungen und Parkinson
Differentialdiagnose und Therapie von Bewegungsstörungen
(Parkinson, Tremor, Chorea, Dystonie, präoperative
Diagnostik und
Indikationsstellung vor tiefer Hirnstimulation, postoperative
Stimulatoreinstellung)

Neurologische Klinik
der Universitätskliniken des Saarlandes
Kirrberger Straße
66421 Homburg/Saar
TEL: +49 (0) 6841/1641-138
Sprechstunden für Bewegungsstörungen

Neurochirurgische Klinik
der Universitätskliniken des Saarlandes
Kirrberger Straße
66421 Homburg/Saar
TEL: +49 (0) 6841/164-412
Chirurgische Behandlung des Tremors,Tiefenhirnstimulation
In Deutschland wurde die Elektrostimulation des Thalamus
zur Behandlung des Essentiellen Tremors erstmalig in der
Neurochirurgischen Klinik der Universitätskliniken des
Saarlandes in Homburg im November 1993 von Herrn Prof.
Dr. Moringlane eingesetzt.

Universitätsklinikum Heidelberg
Neurochirurgische Universitätsklinik
Im Neuenheimer Feld 400
69120 Heidelberg
TEL: +49 (0) 6221/56-6300
Ambulanz für Bewegungsstörungen
Operative Behandlung durch Thalamusstimulation

PLZ-Gebiet D-7....

Marienhospital Stuttgart
Neurologische Klinik
Böheimstraße 37
70199 Stuttgart
TEL: +49 (0) 711/648924-81 (Sekretariat)
Sprechstunde Bewegungsstörungen auch für den ET

Neurologische Klinik
Hoppe-Seyler-Straße 3
72076 Tübingen
TEL: +49 (0) 7071/29-86508 o. -82141
Tremor-Sprechstunde

Neurologische Universitätsklinik Freiburg
Neurozentrum
Breisacher Str. 64
79106 Freiburg
TEL: +49 (0) 761/270 5001
FAX: +49 (0) 761/270 5152
Spezialambulanz. für Bewegungsstörungen
Sprechstunde für Botulinumtoxin-Therapie auch bei
Essentiellem Tremor
Terminvereinbarung Botoxsprechstd.:
TEL: +49 (0) 761/270 5350
Die Patienten werden zunächst in der Ambulanz für
Bewegungsstörungen vorstellig, um zu entscheiden, ob eine
BTX-Therapie sinnvoll ist.

PLZ-Gebiet D-8....

EKN - Entwicklungsgruppe Klinische Neuropsychologie
Dachauer Strasse 164
80992 München
TEL: +49 (0) 89/154058 u. +49 (0)89 1577895
FAX: +49(0) 89/156781 u. +49 (0)89 156781
Die EKN - Entwicklungsgruppe Klinische Neuropsychologie
ist Teil der neuropsychologischen Abteilung des
Krankenhauses München-Bogenhausen.
Das Team führt ein motorisches Training primär beim
Schreibkrampf durch. Das Training kann jedoch auch bei
ausgesuchten ET-Patienten durchgeführt werden.

Dept. of Neurology
Klinikums rechts der Isar
Technische Universität
Möhlstraße 28
81675 München
TEL: +49 (0) 89/4140-4672 (direkt) -4607, -4699
FAX: +49 (0) 89/4140-4867
Spezialambulanz Bewegungsstörungen:
Untersuchung und Behandlung von Bewegungsstörungen
einschließlich Morbus Parkinson, Dystonie, Essentieller
Tremor
Sprechstunde für Botulinumtoxin-Therapie auch bei
Essentiellem Tremor
Terminvereinbarung Botoxsprechstd.:
TEL: +49 (0) 89/4140-4630
Ebenso wird eine umfassende prä- und postoperative
Betreuung von Patienten mit intrazerebralen
Elektrostimulatoren angeboten.

Krankenhauszweckverband Ingolstadt Neurologische Klinik
Krumenauerstraße 25
85049 Ingolstadt
TEL +49 (0) 841 / 880-2300
FAX +49 (0) 841 / 880-2309
Ambulante Botulinumtoxin-Behandlung bei
Bewegungsstörungen

Klinikum Augsburg
Neurologische Klinik
Stenglinstraße 2
86156 Augsburg
TEL: +49 (0) 821/400-2973
FAX: +49 (0) 821/400-3233
Ambulanz für Bewegungsstörungen
Speziell für Tremorpatienten wird angeboten:
Beratung und medikamentöse Behandlung
Falls nötig SPECT-Diagnostik
Botulinumtoxinbehandlung
Tiefenhirnstimulation ("Hirnschrittmacher"), seit 1998, in
Zusammenarbeit mit der Neurochirurgischen Klinik
Abteilung für Neurologie der Universität Ulm
Steinhövelstraße 9
89075 Ulm
TEL: +49 (0) 731/50-27970
FAX: +49 (0) 731/50-27979
Spezialsprechstunde für Bewegungsstörungen

PLZ-Gebiet D-9....

Klinikum der Universität Erlangen-Nürnberg
Neurologische Klinik und Poliklinik
Kopfklinik
Schwabachanlage 6
91054 Erlangen
TEL: +49 0 9131/853-2187
Spezialsprechstunde für den Essentiellen Tremor
Sprechstunde für Botulinumtoxin-Therapie auch bei
Essentiellem Tremor
Terminvereinbarung Botoxsprechstd. unter:
TEL: +49 0 9131/853-4455

Neurologische Klinik und Poliklinik
und Institut für Klinische Neurobiologie
der Bayerischen Julius-Maximilians-Universität Würzburg
Josef-Schneider-Strasse 11
D-97080 Würzburg
TEL: +49 (0) 931/201-5768
FAX: +49 (0) 931/201-2697
Sprechstunde für Bewegungsstörungen

Österreich

PLZ-Gebiet A-1...

Neurochirurchische Universitätsklinik
Allgemeines Krankenhaus der Stadt Wien
Währinger Gürtel 18-20
A-1090 Wien
TEL: +43 (0) 140/400-2570
Stereotaktisch-funktionelle Neurochirurgie

PLZ-Gebiet A-4...

O.ö. Landesnervenklinik Wagner-Jauregg
Neurologische Abteilung
Wagner-Jauregg-Weg 15
A-4020 Linz OÖ
TEL + 43 (0) 732 / 6921-2754
FAX + 43 (0) 732 / 6921-2759
Interdisziplinäre Ambulanz für Bewegungstörungen

PLZ-Gebiet A-5...

Neurologische Abteilung
der Christian-Doppler Klinik
Ignaz Harrer-Str. 79
A-5020 Salzburg
Tel. +43 (0) 662/4483-3071
FAX +43 (0) 662/4483-3004 o. -3034
Ambulanz für extrapyramidale Bewegungsstörungen

PLZ-Gebiet A-6...

Universitätsklinik für Neurologie Innsbruck
Anichstr. 35
A-6020 Innsbruck
TEL: +43 (0) 512/504-3858 oder -4239
Ambulanz für extrapyramidal-motorische Erkrankungen

Schweiz

PLZ-Gebiet CH-8...

Karl-Franzens-Universität Graz Universitätsklinik für
Neurologie
Auenbruggerplatz 222
CH-8036 Graz
TEL: +43 (0) 316/385-2385
FAX: +43 (0) 316/355-20
Sprechstunde für Bewegungsstörungen:

Weitergehende Auskünfte

Weitergehende Informationen zu den unterschiedlichen Tremor-Krankheiten und anderen Fragestellungen erhalten Sie u.a. unter folgenden Kontaktadressen:

Essentieller Tremor
Gabi Wittland
In der Hucht 9
32257 Bünde
Telefon: +49 (0) 5223 / 87 89 73
Sprechzeit donnerstags: 10:30 – 13:00 Uhr
eMail: gabi.wittland@tremor.org
Internet: http://www.tremor.org

Dystonie
Deutschen Dystonie Gesellschaft e.V.
Rissener Landstraße 85
22587 Hamburg
Telefon: +49 (0) 40 / 87 56 02
Fax: +49 (0) 40 / 87 08 28 04
eMail: info@dystonie.de
Internet: http://www.dystonie.de

Morbus Parkinson
Deutsche Parkinson Vereinigung
- Bundesverband - e.V.
Moselstraße 31
41464 Neuss
Telefon: +49 (0) 21 31 / 41 016 und 41 017
Fax +49 (0) 21 31 / 45 445

Nationale Kontakt- und Informationsstelle
zur Anregung und Unterstützung
von Selbsthilfegruppen (**NAKOS**)
Wilmersdorfer Straße 39
D-10627 Berlin
Telefon: +49 (0) 30 / 31 01 89 60
Sprechzeiten: Di, Mi, Fr 9-13 Uhr; Do 13-17 Uhr
eMail: selbsthilfe@nakos.de
Internet: http://www.nakos.de

Herstellerfirma des DBS-Systems
Medtronic GmbH
Zentrale Düsseldorf
Emanuel-Leutze Str. 20
40547 Düsseldorf
Telefon: +49 (0) 2 11 / 52 93-0
Fax: +49 (0) 2 11 / 52 93-100
eMail: duesseldorf@medtronic.com
Internet: http://www.medtronic.de

Literaturempfehlungen

Leitlinien für Diagnostik und Therapie in der Neurologie
Herausgegeben von: H. C. Diener und W. Hacke
für die Kommission "Leitlinien" der
Deutschen Gesellschaft für Neurologie
Verlag: Georg Thieme Verlag Stuttgart, New York
ISBN 3-13-132411-2
Gebundene Ausgabe
Erscheinungsdatum: 2002

Bewegungsstörungen in der Neurologie
Richtig erkennen und behandeln
Herausgegeben von: Bastian Conrad und
Andres O. Ceballos-Baumann
Verlag: Georg Thieme Verlag Stuttgart, New York
ISBN 3-13-102391-0
Weitere Daten 1996. VIII, 423 S. m. z. Tl. zweifarb. Abb.
24,5 cm. Geb. 992gr.

Therapie und Verlauf neurologischer Erkrankungen
Herausgegeben von: Thomas Brandt, Johannes Dichgans
und Hans-Christoph Diener
Verlag: KOHLHAMMER
ISBN 3-17-009597-8
Weitere Daten 3., überarb. u. erw. Aufl. 1998. XV,
1346 S. m. Abb. 28,5 cm. Geb. 2845gr.

Schreibtraining
in der neurologischen Rehabilitation
Herausgegeben von: Norbert Mai, Christian Marquardt
Verlag: Modernes Lernen
ISBN: 3-86145-180-8
Weitere Daten: 2., verb. Aufl. 1999, 88 S., Format DIN A4, br

Michael J. Fox – Comeback
Parkinson wird nicht siegen
Autobiografie
Übersetzung aus dem Amerikanischen
Von Bern Rullkötter
Verlagsgruppe Lübbe
ISBN: 3-431-03358-X

Nachwort

Liebe Leserinnen und Leser dieses Buches!

Ich hoffe, ich konnte einen kleinen Beitrag dazu leisten, ein wenig mehr Verständnis für die Probleme der vielen Tremor-Betroffenen in der Bevölkerung zu schaffen.

Allen Betroffenen wünsche ich, dass dieser Ratgeber Ihnen eine kleine Hilfe ist. Es war nicht ganz einfach für mich, die Seiten zu verfassen, da irgendwie immer diese Ungewissheit mitschwingt, wie der Essentielle Tremor denn nun verursacht wird. Welche meiner Aussagen haben auch in der Zukunft Bestand und welche erweisen sich im Nachhinein als falsch?

Wenn man bedenkt, wie ähnlich einerseits die Erfahrungsberichte der Betroffenen und wie unterschiedlich doch andererseits das Ansprechen auf die medikamentösen Therapien sind, ist man zumindest als medizinischer Laie manchmal versucht, den Gedanken aufkommen zu lassen, ob sich irgendwann vielleicht einmal herausstellt, dass wir alle nochmals an zwar ähnlichen aber doch unterschiedlichen Krankheiten leiden.

Viele Jahre habe ich mich daran aufgerieben, verstehen zu wollen, woher mein Tremor kommt. Diesen Tremor zu haben und nicht zu wissen, wie er verursacht wird, hat mich innerlich fast zerrissen. Erst, als ich 1995 erfolgreich mit der DBS für die rechte Seite behandelt wurde, konnte ich hiervon etwas loslassen.

Ich habe gelernt, mir wegen der Ursache des Essentiellen Tremors nicht mehr die Nächte um die Ohren zu schlagen.

Das hat einen enormen Druck von mir genommen. Wenngleich es mich natürlich sehr interessiert und ich auch jedem Hinweis nachgehe.

Dass beim ET der für die Bewegungen zuständige Stoffwechsel im Gehirn gesteigert ist, ist bekannt. Aber warum? Was ist die Ursache für diesen gesteigerten Stoffwechsel?

Ich glaube, ich spreche im Namen aller ET-Betroffenen, wenn ich sage, dass wir hoffen, dass sich der Ursachenforschung des essentiellen Tremors bald ebenso angenommen wird, wie der Erforschung der vielen anderen, bekannteren Krankheiten. Nicht zuletzt würden sich dadurch hoffentlich die unbefriedigenden medikamentösen Therapiemöglichkeiten verbessern.

In diesem Sinne, machen Sie's gut,

Ihre Gabi Wittland

Kontakt- & Bestelladresse

Gabi Wittland
In der Hucht 9
32257 Bünde
Telefon: +49 (0) 5223 / 87 89 73
Tremor.org-InfoWeb: http://www.tremor.org
EMail: gabi.wittland@tremor.org

Ihre Rückmeldung

Ich würde mich freuen, wenn Sie mir mitteilen, ob Ihnen dieser Ratgeber geholfen hat, Ihre Krankheit besser zu verstehen.

Nichts ist vollkommen und Ihr Feedback kann helfen, eine evtl. zweite Auflage dieses Ratgebers zu verbessern oder zu vervollkommnen.

Vielleicht haben Sie auch noch Ratschläge & Tipps für andere Betroffene, die sich bei Ihnen bewährt haben und die Sie mir mitteilen möchten?

In diesem Sinne: Ich freue mich auf Ihre Post!

Ihre Empfehlung

Wenn Sie weitere Tremor-Betroffene kennen, würde ich mich freuen, wenn Sie diesen Ratgeber weiterempfehlen.

Vielleicht hilft das Buch auch bei der Aufklärung Ihrer Verwandten, Freunde, Lehrer und Kollegen.

Mit der Bestellung dieses Buches unterstützen Sie meine Arbeit und Kosten für die Aufklärung über den Essentiellen Tremor.

Referenzen

[1] G. Deuschl und B. Koester, Bewegungsstörungen in der Neurologie, 1996, Georg Thieme Verlag, Stuttgart

[2] Leitlinien für Diagnostik und Therapie in der Neurologie der Deutschen Gesellschaft für Neurologie, 2002, (Thieme Verlag)

[3] Leitlinien für Diagnostik und Therapie in der Neurologie der Deutschen Gesellschaft für Neurologie, 2002, (Thieme Verlag)

[4] Deuschl und B. Koester, Bewegungsstörungen in der Neurologie, 1996, Georg Thieme Verlag, Stuttgart

[5] Leitlinien für Diagnostik und Therapie in der Neurologie der Deutschen Gesellschaft für Neurologie (Thieme Verlag)

[6] G. Deuschl und B. Koester, Bewegungsstörungen in der Neurologie, 1996, Georg Thieme Verlag, Stuttgart

[7] Leitlinien für Diagnostik und Therapie in der Neurologie der Deutschen Gesellschaft für Neurologie, 2002, (Thieme Verlag)

[8] Leitlinien für Diagnostik und Therapie in der Neurologie der Deutschen Gesellschaft für Neurologie, 2002, (Thieme Verlag)

[9] Deuschl und B. Koester, Bewegungsstörungen in der Neurologie, 1996, Georg Thieme Verlag, Stuttgart

[10] Leitlinien für Diagnostik und Therapie in der Neurologie der Deutschen Gesellschaft für Neurologie, 2002, (Thieme Verlag

[11] Leitlinien für Diagnostik und Therapie in der Neurologie der Deutschen Gesellschaft für Neurologie (Thieme Verlag)

[12] G. Deuschl und B. Koester, Bewegungsstörungen in der Neurologie, 1996, Georg Thieme Verlag, Stuttgart

[13] Leitlinien für Diagnostik und Therapie in der Neurologie der Deutschen Gesellschaft für Neurologie (Thieme Verlag)

[14] Leitlinien für Diagnostik und Therapie in der Neurologie der Deutschen Gesellschaft für Neurologie (Thieme Verlag)

[15] Leitlinien für Diagnostik und Therapie in der Neurologie der Deutschen Gesellschaft für Neurologie (Thieme Verlag)

[16] Leitlinien für Diagnostik und Therapie in der Neurologie der

Deutschen Gesellschaft für Neurologie (Thieme Verlag)

[17] Leitlinien für Diagnostik und Therapie in der Neurologie der Deutschen Gesellschaft für Neurologie (Thieme Verlag)

[18] Aussage der Herstellerfirma des Systems: Medtronic GmbH, Zentrale, Emanuel-Leutze Str. 20, 40547 Düsseldorf, http://www.medtronic.de/germany/patienten/parkinson_tiefen.html

[19] Aussage der Herstellerfirma des Systems: Medtronic GmbH, Zentrale, Emanuel-Leutze Str. 20, 40547 Düsseldorf, http://www.medtronic.de/germany/patienten/parkinson_tiefen.html

[20] Leitlinien für Diagnostik und Therapie in der Neurologie der Deutschen Gesellschaft für Neurologie (Thieme Verlag)

[21] Leitlinien für Diagnostik und Therapie in der Neurologie der Deutschen Gesellschaft für Neurologie (Thieme Verlag)

Ihre Notizen: